なぜふつうに食べられないのか

拒食と過食の文化人類学

磯野真穂
ISONO Maho

春秋社

はじめに

私たちはいま「心の病」の時代を生きている。境界性人格障害、高機能自閉症、ＰＴＳＤなど、十数年前は耳にしたことのなかったさまざまな心の病は私たちにとってなじみ深いものとなった。心の病は私たちを安心させる。近くにいる「少しおかしなあの人」が心の病だとわかった瞬間に、私たちは、その人について少しわかった気になるからだ。

あの人は病気なんだ、私たちがいろいろ口を出しちゃいけないんだ、専門家に任せるべきなんだ。

このようにして病名は、少しおかしなあの人と私たちの間の境界となり、私たちは、少しおかしなあの人を別種の人間として理解する。

しかし、このようなわかり方は、少しおかしなあの人について、ほんとうにわかったことになるのだろうか。たとえば、国籍が日本かアメリカかで、両者の間にくっきりとした境界を引くことは可能である。しかしこれは、私たちが「アメリカ人」についてよくわかったことを意味しない。なぜなら国籍は区別であって、理解をもたらすものではないからである。

ひるがえってなぜ私たちは、少しおかしなあの人と私たちの間に、「病気」と「ふつう」という境界が引かれただけで、ここまでわかった気になるのだろう。

それは、少しおかしなあの人が病気の世界の住人とされた瞬間に現れる、〝代理人〟の存在による。代理人は、「なぜこの人は少しおかしく見えるのか」、「この人とどのようなコミュニケーションをとったらよいのか」、「なぜこの人は少しおかしなふるまいをしてしまうのか」、といった、少しおかしなあの人にかかわる、ありとあらゆることについてたいへん流暢な説明をする。そして、代理人の言葉を熱心に聞く私たちは、「少しおかしなあの人」についてますます「わかった気」になってゆく。

しかし心の病を持つ人に対してなされがちなこのような理解のされ方は、ほんらいの「わかる」という意味から、とても遠いところにありはしないだろうか。

アメリカ人についてわかりたいと思ったら、代理人ではなく、多くのアメリカ人と直接言葉を交わすべきであろう。そして、その対話が、同じ人間であるという謙虚な姿勢においてなされれば、その対話から、アメリカ人とはどういう人たちか、さらには、私たちはどういう人間かが今以上にわかってくるはずだ。

しかし私たちは、こと心の病の話になると、その人たちを、別種の人間として捉え、その人たちを遠目から取巻き、本人ではなく、代理人の声を聞くことに熱心になりがちである。しかし代理人の言葉を聞いて私たちが感じる少しおかしなあの人へのわかったつもりは、わかるという名の無関心ではないだろうか。少しおかしなあの人を同じ人間としてとらえる姿勢の放棄ではないだろうか。

＊

ここで私がとりあげる六人の女性はすべて、人生の過程においてふつうに食べられなくなった人たちである。ある女性は、食べたいという強烈な願望がありながら、体重が増えることを恐れて長期にわたる拒食に自らを追いやった。ある女性は、大量に食べるものの、太ることへの恐怖から、食べたものを無理やり嘔吐するという、過食の状態に苦しんだ。

現代社会に生きる私たちは、「適度にやせていること」を常に要請されている。

肥満はもちろんいけないが、一見ふつうに見えても、油断は禁物である。実は内臓脂肪だらけの隠れ肥満かもしれないからだ。やせすぎも禁物で、ＢＭＩが標準の値になるよう調整しなくてはならない。私たちは身体を「感じる」のではなく、「計って知る」ことを日々要請される世界に生きている。

本書に登場する女性たちの抱えた問題を、同じ人間という視点からとらえると、現代社会において、一見相反する「食べる」と「やせる」の課題が「幸せ」を媒介として、私たちに同時に課せられていることがわかる。さらにその要請を同時に達成しようとすると、私たちは身体で世界を感じ、この世界にあるという、生きることの根源的事実を否定せざるを得ないことがわかる。

しかし彼女たちにつけられた、「摂食障害」という病名は、彼女たちが抱えた問題をこのような形で私たちに差し向けることを拒絶する。彼女たちが食べることについて多大な問題を抱えたのは、彼女たちが「摂食障害」という特殊な世界の住人だからだ。これは、私たち「ふつう」の国の住人の問題ではない。「摂食障害」のことは、それを語れる代理人に任せるべきなのだ。

いま蔓延するこのような見方が、どれだけ私たちのものの見方を貧困にさせているだろう。

文化人類学者のクリフォード・ギアツは、私たちとは遠く離れたよその山あいで羊を守る人々が語る言葉の中に、人間として生きることの根源的な問いを忍ばせることが、文化人類学者の使命の一つだと述べている。このギアツの言葉にならい、私は「拒食や過食がやめられない」という一見大多数の人とはかけ離れた女性の人生の中に、人が食べて生きることの根源的な意味を見出したいと思う。彼女たちの問題を、すべての人の問題として開きたいと思う。

そのためにまず、彼女たちと私たちをわけ隔て、別種の人間としてしまう「摂食障害」という病名を、彼女たちから外してみよう。

受け入れてもらいたいと思う過程でふつうに食べられなくなったすべての人たちへ

目次

第2部　医学的視座　「摂食障害」の治し方

［凡例］

・本文より二字下げは引用文。「語り」の部分はフォーク体。

・＊印　著者による注記。

・〔　〕番号は、当該章・当該箇所の参考文献。

なぜふつうに食べられないのか

拒食と過食の文化人類学

序章

二〇世紀後半、ふつうに食べられない若い女性の急増が高度な工業化を果たした国々で報告され始めた。報告のほとんどは欧米諸国に集中し、唯一の例外は日本である。

ふつうに食べられない女性たちは強烈なやせ願望を抱き、やせるための必死の努力を続けていた。その状態は大まかに二つにわけられ、一方は極度なやせを拒食によって維持すること、一方は過食とそれを相殺するための代償行動、すなわち嘔吐や下剤乱用を通じて標準体重を何とか維持するというあり方である。目立った生理的異常が見当たらないことから、この状態は精神疾患の一つとしてとらえられた。

まず拒食の状態は神経性食欲不振症、通称「拒食症」と名付けられた。この名称自体は一九世紀の終わりから存在していたが、それ以前に拒食症の患者が臨床に現れることはほとんどなく、二〇世紀中盤から始まった急激な患者数の伸びは、多くの精神科医を驚かせた。[1] 一方、過食と代償行為を繰り返す状態は神経性大食症、通称「過食症」と名付けられた。当初、過食症は拒食症の亜系、あるいは肥満の症状の一つと捉えられていたが、一九七〇年代になると、この症状を示す患者が純粋な拒食症患者と明らかに区別できるまでに膨れ上がり、別種の症候群として確立されることになったのである。[2] このような過程を経て、拒食症と過食症は摂食障害という名のもとに統括された。さらに二〇一三年には、過食はあるが代償行為を伴わないむちゃ食い症候群が新たに付け加えられている。[3]

また当初は欧米と日本に症例報告が集中した摂食障害であったが、グローバライゼーションに伴い、それまで患者報告のなかった地域での報告が相次いだ。二一世紀に差し掛かり、摂食障害の地理的国境はとうとう融解したのである。[4]

患者の増加に伴い、研究も増加の一途をたどった。たとえば医療系の論文データベースPubmedで摂食障害を検索すると約三万件強のヒットがあり、国内の論文データベースCiniiで同じ検索をかけると三千件強のヒットがある。[*1] もちろん治療に関しても多くの研究がなされており、二〇一三年に発刊された『摂食障害の最新治療』には「治療は今日、技法的に一定の到達点にある」(p.12)の記載がある。[5]

しかし私たちは「摂食障害」について、もう一つの事実を押さえておく必要がある。それは、大量の研究がなされ、治療技法も一定の到達点に達したにもかかわらず、患者数が減ったわけでも、治す方法が確立されたわけでもないことである。この状態について、医療側からは摂食障害の専門家の少なさ、専門の治療施設のなさ、この病気について一般の無理解がしばしば挙げられるが、私は異論を持っている。それは、ふつうに食べられない状態を「摂食障害」という病気とみなし、治療の対象とする現行のやり方では到達できない領域があり、それがふつうに食べられない状態の理解を不完全なものに留まらせているという見解である。

現行の医療モデルで到達できない領域とは、ふつうに食べられない人々の食についての体験である。現行のモデルは、個人の病理を探るという現代医学においては標準的な考えをベースとし、個人を心と身体の二領域に分け、それぞれの中に異常を探し出そうとする。

しかしこのようにして個人をその構成要素に分割すると、体験に到達することは不可能になる。村上春樹の『回転木馬のデッド・ヒート』〔6〕の中に「パン屋のリアリティーはパンの中に存在するのであって、小麦粉の中にあるわけではない」（p. 9）という一節があるが、体験もまさに同じである。身体や心の構成要素をいくら観察しても、その観察が導くのは身体と心のさらなる分割であり、そこに体験のリアリティーは現れない。

食は豊かな体験を伴う行為である。食べものを見て、匂いをかぎ、温度を感じ、口の中でふれる。その食べ物についての思い出を楽しみ、同じ食べものを囲む人々との交流を楽しむ。食は五感と記憶、さらには社会的紐帯すらも取り込んだ体験であるため、食を要素還元的な手法でとらえるには限界があるのである。

したがって、従来の方法論や視点に追随するのではなく、体験準拠型のアプローチをとることではじめて、ふつうに食べられない人たちの体験の内実に近づくことができ、その試みはふつうに食べられない状態の知られざる様相を提示しうることになるだろう。

なぜ彼女たちはふつうに食べられなくなったのか。

本書の目的は、ふつうに食べられない人たちの体験をつぶさに記述し、それを解釈する作業を通じてその答えを探求することにある。

＊

本書は次のように構成されている。

まず第1部の第1章から第4章では、やせようと思ったことがきっかけでふつうに食べられなくなった女性たちのライフヒストリーを紹介し、人はいかにふつうに食べられなくなり、その状態が続くとどうなるかを描く。続く第5章では、食料事情と社会階層、健康と自己責任、自分らしさと消費社会の三つの側面から、やせることが現代社会においてどのような意味を持つのかを探る。

続く第2部では、ふつうに食べられない人たちを「摂食障害」という枠組みでくる医療モデルを批判的に考察する。まず第6章では、第1章から第4章での摂食障害の医療モデルを、私が名付けた「還元主義」という枠組みのもとに整理する。簡潔にいうと還元主義とは、症状を心と身体の問題としてみなす見方であり、本書では症状を身体の問題とみなす見方を「生体物質論」、心の問題とする見方を「本質論」と名付けた。次に第7章では、第1章から第4章で紹介した女性たちの経験がどれだけ還元主義に当てはまるかを検討し、続く第8章から第11章では、ふつうに食べられない状態から脱出するためにそうした医療の視点を用いた人たちがどのような歩みをたどったかを紹介・検証する。

第12章からはじまる第3部が本書の眼目となる。ここでは現行の医療モデルがとらえられない食にまつわる体験を起点に論が展開される。まず第12章では過食によって得られる爽快感がどのように発生しているのかを、心理学者のミハイ・チクセントミハイが示したフロー理論を援用しつつ解釈する。第13章では、ふつうに食べられない人たちがどのようなものを食べているのかを検討し、それを食における時空間の切り替えという観点から論ずる。終章ではこれまでの議論を踏まえ、なぜ彼女たちはふつうに食べられなくなったのかを提言する。

＊

最後に本書に登場する六名のふつうに食べられない人たちと私がどのように出会い、どのような時間を過ごしたかについて述べておきたい。ここに登場する六名の女性のうちの四名はＳＮＳ上の摂食障害の自助グループを通じてであった。グループのリーダーの許可を得て掲載した協力者募集のお知らせに返信をくださった方たちである。そしてもう一人は私の研究を知っている知人より紹介を受けた方である。最後の一人は私の研究を知り、自ら協力を名乗り出てくれた方である。

私はこの方たちに主に二〇〇六年から二〇〇九年にかけて集中的にインタビューを実施した。インタビュー回数は七〇回、録音の総時間は約一一一時間である。またこの間の私たちの関わりは、個室でのインタビューにとどまらず、一緒に食事に出かけたり、離島に遊びにいったり、携帯でメールをやり取りしたこともあった。ここに紹介されている「語り」はこのようなやり取りの中で得られたものであり、またその内容の是非については、二〇一〇年に早稲田大学に提出した博士論文執筆時に本人の確認をとっている。[*2] また名前は全て仮名である。

第1部

ふつうに食べられない人生

私たちは、生きるために、食べる。

それはとても当たり前のことのように思える。

しかし「生きる」とはどういうことだろう。どうやったらきちんと「生きている」といえるのだろう。どう死んだらきちんと「生きた」といえるのだろうか。

生きることの意味について、人は古来から考え続けてきた。そして、それはいまも変わることはない。書店やネットには、よりよく生きる方法についての情報があふれている。生きることについて、私たちが手に入れることのできる情報の数は、間違いなく古来より増えた。しかし、このことは、よりよく生きるための方法や生きることの意味を私たちが以前より明らかにしつつあることを意味はしない。むしろ「生きる」ことに関する情報の多さは、よりよく生きるための方法を、いまだに私たちが明らかにできていないことを逆説的に示す。答えのないものの周りには正しそうな言葉が有象無象に集まるからだ。

しかし、数多くあるよりよく生きるための方法の中に、即効性のあるものが一つある。それはやせることだ。

現実問題としてやせるのは楽ではない。しかしやせることは私たちの人生に明らかな変化を及ぼし、それはたいてい望ましい変化であることが多い。やせたら結婚ができた。やせたら周りにきれいになったと言われた。やせたら恋人ができた。やせたら自分に自信が持てた。やせたら健康になった。

結婚、美しさ、恋人、自信、健康

これらやせることとセットで語られるキーワードは、すべて幸せになるために必要といわれる状態や条件とわかち難い関係を持つ。やせることは幸せを媒介にし、生きることとつながっているのである。

だからこそ、みんなやせようとする。ダイエットに関する書籍が大型書店の棚を占めることができるのは、やせると幸せになれることが、この社会ではある程度ほんとうだからだ。

しかし、である。

食べることは生きることである。

やせることはあまり食べないことである。

食べることは生きることとつながるのに、なぜあまり食べずにやせることが幸せに生きることと結びつくのだろう。

これから紹介する女性たちがやせようと思ったのは、やせていた方がいまよりも幸せに生きられそうに思えたからである。実際彼女たちはたぐいまれなる努力によってやせた身体を手に入れ、一瞬ではあるが、願っていた幸せを手に入れた。

しかしその幸せは、その代償としてやってきた「ふつうに食べられない」という事実により失われることとなった。

なぜ彼女たちはやせようと思ったのだろう。

彼女たちはやせることで何を得たのだろう。

第1章 視線・応答・逃避　結城理央の場合

かつての結城にとって、食べることはありふれた日常であったが、ふつうに食べられなくなる素地は小学生の時にすでに作られていた。


わたし、生まれつきぽっちゃりしていた子でした。

小さい頃から、華奢で色白なお姫様のような容姿に憧れていたけれど、わたしは色が黒くて、しかもぷよぷよしていて恐らくは、一般的なこどもに比べて「コンプレックス」というものに目覚めるのも早かった気がします。

小学校四年生のときに、大阪から京都に引越しをして京都の学校で、うまれてはじめて「いじめ」というやつに遭遇しました。無視されて、陰口は徐々に陰ではなくなってゆき、わたしの醜さを言葉にしたものを石を投げるように、直接、ぶつけられるようになりました。

好きな男の子にも、「クラスでいちばん嫌いな女の子」と言われました。卒業まで続いたそれに関してわたしは「醜いせいで損をしている。醜いせいで愛されない」と考え続けました。

結城と同時に転校をした生徒は三人おり、皆がいじめの対象になった。靴に画鋲を入れられたり、クラス全員から無視をされたりといったできごとがひんぱんに起こり、男子生徒からは「体型からして（生理に）なっているぞ」、「太っている子は早く（生理に）なるんだ」と、皆の前で何度も中傷された。一方、いじめの中心にいた女子は、やせていて、かわいく、皆からいつもちやほやされており、それも結城の劣等感を増幅させた。

度重なる嫌がらせと中傷の中で、結城のやせ願望は当然強くなった。しかし「ぽっちゃりした女子がかわいい」と言う母の影響で実際にダイエットを始めることはなかった。友人の子どもが拒食症になったことを知っていた母親は、「女の子はぽっちゃりしていた方がかわいい」、「ダイエットなんかしちゃダメだよ」と娘たちにいつも言い聞かせていたのである。

＊

外見について強い劣等感を抱いたまま結城は中学生になる。

中学校にあがったわたしは、やっといじめから解放されて、少ないけれど、友達もできました。中学校でわたしは誰よりも勉強しました。京都の北大路模試という、大規模な模試でも校区内ではいつもヒトケタ代の順位でした。

何かで勝たなくちゃ。何かで勝たなくちゃ。

わたしはいつもイライラしていて、華やかな女の子達を見ては悔しい思いをしました。見た目がよければこんなに苦労しなくても楽しい人生を送れる。器量がわるいわたしはこんなに勉強しても人並みの人生も送れない。

今思うと考えすぎでしたが、当時は必死でした。


結城が必死になって勉強をしたのには三つ上の姉の影響があった。姉は文武両道の生徒であったため、教員の中には二人を比べ、姉の方が優秀であることを指摘してくる者もいた。大の運動音痴の結城は、テストの成績だけは比較をされないよう必死になって勉強をしたのである。しかし成績がよければ自分の評価があがるわけではないことも結城は次第に感じとった。男性教師やクラスメートは、成績よりも見た目のよい女子をちやほやしていたからである。

学校だけでなく家庭でも結城は不安を抱えていた。両親は昔から仲が悪く、父はしばしば母に手を上げ、母は精神的に不安定なことが多かった。父の母への暴力は次第に収まったが、それ以降もお互いの怒鳴り声が外まで響き渡るような何時間もの夫婦喧嘩がひんぱんに起こり、二人の仲の悪さは近所でも評判となった。そしてそんな二人の喧嘩が結城のダイエットのきっかけとなる。


中学校二年の終わり頃でしょうか。わたしの父と母が、いつも通り喧嘩をしていてその時の喧嘩は、家がライブハウスのような音を立てていてあまりにひどかったので、二人がいるキッチンに夜、二日連続で、立ち入れないときがありました。

うまれてはじめて、体調がいいとき二日間も夜ご飯を抜きました。家に朝がやってきて、二人が眠ってから「おなかが減ったなあ」と思って、すずめの鳴き声を聴きながらキッチンへ向かいました。

冷蔵庫を開ける前に、体重計に乗ってみました。

どのくらい痩せていたかは覚えていません。だけど、「食べなかったら痩せる・って・ほんとう・なんだ」と強く思いました。

すがすがしい、新鮮な衝撃を受けたのを覚えています。


このとき、父は会社を休んで喧嘩をしており、姉と結城は自分たちに被害が及ばないよう、二階の子ども部屋でひっそりと支度を済ませ、学校へ通っていた。喧嘩が終わると、母は二人に謝り、「ご飯食べてないでしょ、おにぎりか何か作ろうか？」とたずねたが、やせる喜びを人生で初めて体験した結城は、その申し出を断った。


それから、わたしのダイエット生活が始まりました。

ご飯は絶対におかわりしない。肉は控える。間食なんてもってのほか。

はじめは、健康的なやせ方をしていったと思います。体育の授業で着替えたとき、はじめて「やせた？」と聞かれたときはダイエットしていることを話すのがとてもとてもはずかしくて、

「そう?」って、話を流しながら心の中でおおきく手を振って喜んでいるわたしがいました。

なんだ。やせるって結構簡単じゃん。


ただこの時期のダイエットは穏やかなものであった。母が気づかないよう、食事を控えめにしたり、おやつを抜いたりといったことしか結城はできなかったからである。

しかし状況は母の入院により一変する。


三年になり、受験を控えたわたしにとって楽しみはただひとつ。わたしの体重計の目盛りが減っていくことです。

その頃、ちょうど母が癌で入院しました。わたしの体重が減っていくのを気にして、できるだけ食べさせようとしていた母が急に不在になり、わたしは、自分の好きな量しか食べないで済むようになりました。

わたしの父も、姉も、料理ができないので母の不在の間、メニューはわたしがすべて考えました。

サラダが中心で、肉は使っても鶏肉のささみにしました。油あげなんかは、油抜きしすぎてペラペラになるまで油を抜きました。ひき肉を使った時も、一度油なしで炒めて油を捨てるとか。

小学校の頃から料理が得意だったので、そういう知識は完璧でした。

姉や父が「もっと栄養のあるものを」と言っても、夕飯の低カロリー食を続行しました。ご飯はお茶碗に四分の一程度に抑えました。

塾のあいまに、狂ったようにウォーキングをしたり、ダイエットサプリを薬局で買って飲んだり、お昼ごはんをこんにゃくだけにしたり。気がついた頃には、五五キロほどあった体重は四〇キロまで落ちていました。体重が二〇〇グラム程度増えただけで、発狂するほど嫌な気分になりました。

母の入院により家事のほとんどは結城の担当になったが、結城にとってそれは重荷ではなかった。夫婦喧嘩がなくなり、家には静けさが戻り、受験勉強に集中できるようになったからである。一方、母がいなくなったことで、結城の食は野放し状態となった。結城はキッチンにあったカロリーブックや家庭科の教科書の裏にある食品成分表を見て、一日の摂取カロリーが一〇〇〇キロカロリー程度になるよう計算し、着実かつ急速にやせていった。

そして数ヶ月後、退院をした母が帰宅する。

母は退院してきたとき、やせこけたわたしをみて愕然としていました。食べなさい。食べなさい。と、言われました。ばばあみたいな顔して。この骸骨が。と、毎日罵倒されました。

与えられたおにぎりを、食べるふりをして捨てたり与えられたおやつを、飼っている犬にこっそりやったりして母が帰って来た後も、摂取カロリーを母の入院中とおなじレベルに抑えるよう工夫しました。

学校のお弁当はいつも半分以上残し、学校で捨てていました。残していることや、ダイエットしていることが友達にバレるのはすごく嫌でした。家に帰る前に、残したお弁当を学校のトイレでこっそり流すのが習慣になりました。

友達や先生に真剣に心配されるようになると同時に、男の子のわたしを見る目がどんどん変わっていくことに、わたしは気がついていました。

ひとはひとを見た目でしか判断しない。痩せたらわたしも女の子としてやっと扱われるようになった。だからまた、前みたいに戻らないようにしなきゃ。細いわたし。生まれ変わったわたし。愛される資格のあるわたし。


やせて男子の評価が一変したことは、結城にとって驚きであった。生まれて始めて男子から告白をされ、「最近すごくかわいくなった」と褒められた。結城は以前よりも自分に自信を持って生活を送ることができるようになったのである。だからこそ、いくら母に罵倒されても、体重を増やす気は全く起きなかった。

わたしがやせていくのに比例して、母はわたしに、無理にでも食べ物を与えようとするようになりました。ある日、たしか夕飯ではなくてお昼ご飯だった気がします。これを目の前で全部食べなさい。と言われて、たしか、焼きそばをお皿に盛ったものを出されました。

逃げ道がなくなったわたしは困って、だけどどうしようもないので、全部食べました。最悪な気分でした。養分がどんどん脂肪に変わって、どんどん元にもどってぷくぷく太ったわたしになるような気がしました。

そのとき、はじめてトイレで吐きました。保健体育の教科書の、思春期のこころについて、みたいな章に摂食障害について書かれていた部分がありました。「こういった行為は習慣化し……」という部分が頭の中をぐるぐるしていました。習慣化し…習慣化し…習慣化し……

それから、吐くことを覚えました。

それは、一度やり方を知ってしまえば、案外カンタンでした。食べ過ぎたかな、と思うと吐くという日が続き一週間ほど経ちました。あるとき、吐いていたことが母に見つかりました。

それ以降、わたしへの監視はトイレまで及んだために、わたしはそこまで吐くことに依存しないで済みました。

＊

成績上位で、内申点も良かった結城は学区内のトップ校に進学した。高校では、いじめを経験した生徒もいたためわかり合うことができ、また外見のことであれこれ盛り上がることもなかったため、これまでの人生でもっとも楽しい学生生活がスタートした。しかしこの頃から始まった母の暴力が結城の生活を狂わせてゆく。

第一志望の高校へ無事合格しました。

卒業旅行などで、毎日うきうきしていたわたしはそんなに、体重を気にしないようになっていきました。

気がついたら、体重は四五キロを超え、わたしは高校生になりました。高校生活のスタートは順調でした。わたしは自分の体重よりも興味があるものがたくさん増えて、好きなものを普通に食べられるようになりました。

体重はたしか五〇キロくらいまで増えました。当然ダイエットを考えましたが、それも人並みの気持ちでまあ明日からでいいや、という程度です。

その頃から、母のうつが始まりました。わたしは気が弱いので、その刃はいつもわたしの方に向きました。

妄想がひろがり、母は毎日わたしの机をつぶさにチェックするようになりました。

わたしが援助交際をしていると、何故か思い込んでいました。

わたしが学校の先生と不倫もしていると、何故か思い込んでいました。

わたしが万引きをしていると、何故か思い込んでいました。

わたしがしている髪型（いたって普通の二つくくりとか）が気に入らないと、髪を引っ張ってからだを振り回したりするようになりました。

学校を休まされて、一日中自宅で頭を叩かれるようになりました。

階段から突き落とされました。

失神するまで首を絞められました。

しまいには包丁まで出てきました。

叩く理由はいつも漠然としていて、「おまえは悪魔やから」とか「悪いのはお前やから」とか。そんなんでした。

だんだんイライラしてきました。

食べることが唯一の楽しみになってきました。

家にあるものを片っ端から食べるようになりました。

家にいて、母親の目が近くにないときは、いつもなにか食べていました。

とりあえず、なにか口に入れていれば落ち着きました。

高校二年半ばには、体重が六〇キロすこし前まで増えました。

父親は気がついていたのに、なかなか具体的な行動を起こしてくれませんでした。

わたしは困って、和歌山のおばあちゃんの家まで逃げました。

母親はしばらく和歌山にあずけられることになり、わたしは京都へ戻りました。わたしは久々に平穏な日々を手にしました。


母の気持ちの矛先は、罵声を浴びせるという形でいつも結城に向けられていたが、手をあげることはまれであった。しかし退院後の母は妄想に取りつかれ、あたかもストレス発散をするかのように結城に暴力を振るい続けた。なぜ母が妄想に取りつかれるようになったのかはいまだにわからない。しかしいずれにせよ、結城は母の攻撃対象になり、まぶたが切れたり、鼻血が出たりすることが頻繁におこった。また始めのうち父は、止めるどころか、母に言われるがままに彼女を叩くときもあり、さらに姉は見てみぬふりを貫いたため、結城は家で完全に孤立した。よい友人のたくさんいる学校は唯一の逃げ場であったが、せっかく入部した演劇部は母の猛反対により退部させられ、また遅く帰れば、母の怒りはさらに激しくなった。ついに結城は自分に原因があるのではないかと心のどこかで感じるようになり、誰にも相談できずに窮地に陥った。

精神的にも肉体的にも衰弱していく結城を見て、父はやっと自分の非に気付き、結城に謝り、味方に回った。暴力を振るう母を制し、止まらない場合は実家に帰ることを促して二人を切り離した。父の制止、そして大学受験に成功してほしいという母のそもそもの願いもあり、暴言や暴力は、受験が近づくとともに少しずつ治まった。しかし母から受けた精神的苦痛のはけ口として始まった過食はすでに自分の意思では止められない段階にまで達していた。そして乱れた食に、さらに拍車をかけたのが嘔吐である。

大学受験が見えてくる頃、わたしは体重を本気で気にするようになりはじめました。だけど、大量に食べる癖がついていたわたしはそれがやめられませんでした。そこで、思い出しました。吐くこと。

中学の頃とは話がちがいます。あの頃は、食べ過ぎた（といっても普通の感覚でいけば通常の食事より少ない程度の量）と感じたときにだけ吐いていました。

　この頃はそうではありません。

　四六時中食べ過ぎているので、四六時中吐いているわけです。

　でも、吐いてしまうとおなかのなかが空っぽになってさびしくなってまた食べて、また食べ過ぎて、吐いてしまう。

　吐くのはきもちのいいことではありませんが、パンパンになったおなかは醜くて、ますます太るのは怖くて、我慢して吐くと、スッキリします。

　本当におなかが割れそうになるほど食べて、胃が割れて死ぬんじゃないか、と思ったこともあります。お小遣いは全て食費に消えました。

　近所のスーパーで夕方に半額になる賞味期限切れ間近のものを狙って買い込んで部屋でこっそり食べました。

　あまりにもパンなんかのゴミが多いので、悟られるんじゃないかと思い部屋のじゅうたんの下や、クーラーの室外機の裏なんかにゴミを隠したりしていました。

　体重は、中学のときよりもゆるやかに、ですが確実に、減っていきました。

　体重は四三キロ強で落ち着きました。

　親はもちろん気がつきました。

　食べても食べても太らないことに、幾度となく質問をぶつけられました。

結城が受験前に体重を気にし始めた理由は恋愛である。高校入学時から思いを寄せていた男子と付き合えることになり、やせてかわいくなりたいという思いが強くなったのだ。嘔吐によって体重はすぐに落ち、中学のときに過激なダイエットをしたときとほぼ同じくらいの体重になることができた。周りの友人は結城の体型の変化を指摘したが、彼には過食嘔吐のことを伝えていたため、彼が体重について言及してくることは一度もなかった。

一方、母は、大量に食べているにもかかわらず、やせてゆく結城をいぶかしがり質問を浴びせてきた。しかし結城は吐いていることをひた隠しにしていたため、母は彼女を内科に連れて行き、結城はそこで胃カメラまで飲んだ。もちろん結城のやせは嘔吐が原因であるため、結果は異状なしである。そして母はこの時点で娘の嘔吐に気づき、結城もとうとうそれを認めた。

わたしはどんどん歯止めが利かなくなって、いつもいつも食べ物のことばかり考えていて夢にまで、バイキングでおいしいものをいっぱい食べる映像を映し出し、自転車の移動中も受験勉強中も友達といるときも、帰ったらなに食べよう。はやく終わって食べたい。食べたい。食べたい。それればかり考えるようになりました。

そんな自分にだんだん嫌気がさすだけでなく、怖くなってきました。食欲がひとりあるきして暴走してる。吐けばすむという気持ちは、食べたい気持ちを増長させていました。

ついに親に申し出て、病院へ行きました。

完全に、摂食障害でした。

大学病院に通いましたが、効果は全くありませんでした。

わたしは先生を信頼していなかったし、話すのがはずかしくてところどころ、脚色して話しました。

覚えている範囲では、毎日吐いているのを週に二、三回と言ってみたり太るのが嫌で吐いているのに、胃の調子が悪くなってきもちわるくなるから吐いているといったり。

受験が佳境になる頃、病院も行かなくなりました。

第一志望の大学には落ちました。

第二志望の大学へ、通うことになりました。


精神科には始め母ではなく、父が同席した。問題は本人ではなく母にあると判断した担当医は、悟られないように母を変えて行く方針を立てた。自分に非があると言われると、母が病院に行かなくなることは明らかであったためである。母の問題が解決すれば過食嘔吐が収まるかどうかに関しては疑問であったが、問題は母にあると言われたことに結城は安堵し、治療がスタートした。

だが、自分だけ病院に呼ばれたり、結城の診察に同席したりしているうちに、母は治療の対象が結城ではなく自分に向いていることに気づき、病院に行かなくなった。一方結城は、回復の望みを持って週一で診察に通ったが、体重を量り、過食嘔吐の頻度や近況、母の様子を報告するという、変わることのない診察のスタイルにあまり意味を感じることができなくなっていた。半年ほど診察に通ったが、これといった変化は起きず、結城は「もう治らないんじゃないか」と感じるようになり、医師もそう思っているような印象を受けた。大学の合格発表が始まった頃、担当医に「最近どう？」とたずねられ、どうでもよくなっていた結城は、「結構よくなってきました」と嘘をつき、そこで診察は終了となった。

＊

第一志望ではなかったものの結城は大学生活を謳歌した。母の暴力はいまだにあったが、アルバイトを始めて自由に使えるお金を持った結城は、友達の家に外泊することができるようになり、苦しさは以前ほどではなくなった。

また高校時代は、どうやっても止まらない過食嘔吐にひどく悩んだ結城であったが、大学に入ると、過食嘔吐そのものについて悩むこと自体が減り、一日の全てを過食嘔吐で過ごすことも減った。人と食事をしたあとは、過食嘔吐をせずに眠りにつけることも増え、「過食嘔吐は運命の一部かもしれない」と半ばあきらめの気持ちを抱くこともあった。また外見よりも中身を見てくれる友人に囲まれたこともあり、外見は結城の人生の重要事項ではなくなっていった。体重は毎日量ったが、少し増えたところで、中学生のときのように取り乱すことはなくなり、いつも通りの生活を送ることもできるようになった。

とはいうものの、過食嘔吐を克服したいことには変わりはなく、結城は在学中、四つの病院に通うことになる。一件目は、大学に入ってすぐに行った近所の精神科であった。受診のきっかけは、風邪をひいて内科に行き、そこで受けた血液検査でカルシウムの値が低いことが判明したことにある。医師は、甲状腺や脳下垂体の働きが弱いとカルシウムの値が低くなることがあると説明し、食べ吐きによる脳下垂体の機能の低下ではないかと結城に質問をした。すると同席していた母が過食嘔吐のことを話したため、院内の精神科の受診を勧められた。しかしここの精神科医の印象が結城にはしっくりこず、「定期的な通院ができそうか」と聞かれた際に、「無理そうです」と答え、通院は一度で終わりになった。ただその際、その精神科医は大学近くの精神科医を代わりに紹介してくれ、結城はそこも受診したが、生真面目な雰囲気の精神科医に初対面で怖さを感じ、自分のことを正直に話すのは難しいと感じて通院は見送った。三つ目の病院は、以前住んでいた家の近所にあった心療内科である。結城は、そこの担当医には話しやすさを感じ、「この先生は信頼できそう。本当のことを話しても大丈夫かも」と思えたが、家から遠く、大学生活が忙しくなってきていたため、定期的な通院は無理だと感じて、通うことをあきらめた。

そんな結城と私がはじめて出会ったのは、彼女が四つ目の病院に行き始めた大学五年生の夏である。結城はアルバイトのやり過ぎで単位が取れず留年してしまっていたのだが、バイト先の会社にそのまま就職することが決まり、残された大きな仕事は卒論だけになっていた。結城は、大き目のキャリーバックを引いて、いまどきの大学生らしいファッションで、待ち合わせ場所に現れた。幼い頃、外見に対する強い劣等感を持っていたとはとても信じられないいでたちである。引いていたキャリーバックには、友人の家に連泊するためのものが詰められていた。私に会う数日前、母が突然苛立ちはじめ、結城に手を出してくるようになったので、理不尽に思った結城は、父に連絡の上、家出を決行したのであった。

結城が行き始めた四つ目の病院は、父親が見つけた摂食障害治療で有名な病院である。まだ一度しか診察を受けておらず、診察では経緯を説明し、治療方針の説明を受け、過食嘔吐の利点と欠点を次回までに挙げてくるよう言われただけであったため、治療効果については判然としない状況であった。しかしこれまでと異なり、箱庭療法をやったり、自己催眠をかけて悩みを減らしたりする方法を指導すると言われ、医師の印象もよかったため、彼女は回復へのささやかな希望を抱いていた。ただ気になったのは、その病院では「右脳開発」という高額なプログラムを保険外で行っていたことであった。無料体験を勧められて、それに参加し、そこから結城は商業主義的な臭いをかぎ取っていた。結城は「様子を見ながら通います」と話し、私との初回インタビューは終わったが、その後の診察で、心配していた「右脳開発」への勧誘が始まり、診察に行くたびに勧められるようになった。繰り返される勧誘に行きづらくなった結城は、三ヶ月と経たずして通院を取りやめた。

こうして四つ目の病院への通院は終わったが、その後も結城は回復を模索し、ネット上の摂食障害の無料カウンセリングにたどり着く。

先回のインタビューからちょうど三ヶ月後、次回インタビューの日程の調整のため電話をかけると、結城は「ちょうどお話しようと思っていたことがありました」と言い、その無料カウンセリングについて教えてくれた。しかし結城の話しを聞くにつれ、以前聞いたことのあるカウンセリングと同一のものであることに私は気が付いた。

それは初めは無料であるが、その後一日五時間で八万四千円、二日十時間で十六万円というカウンセリングに誘導されるものである。結城はこのとき無料相談期間を利用している最中であり、掲示板に気持ちを書き込み、電話相談を受けることで、過食嘔吐がやや軽減したと感じていた。さらに、電話では、再発を防ぐための有料面接を受けることを勧められ、近いうちに予約を入れようと考えていた。私はこの無料相談だけでなく、他にも治療と称し高額の料金を請求する業者を知っていた。したがって結城の判断に調査者の私がとやかく言うことには逡巡があったものの、「摂食障害の治療実績あり」とホームページに明記しながら、事務所の場所や電話番号を記載していないのは明らかにおかしいと話し、また二日間大金を払って治るのであれば摂食障害で苦しむ人は今頃ほとんどいないだろうことを伝え、カウンセリングを受けるのは思いとどまったらどうかと提案した。後日、結城に連絡を取ると、私と電話で話した後に、父親と改めて話し合い、有料面接を受けるのはやめたことを教えてくれた。

＊

結城との最後のインタビューは、二〇〇九年の秋である。そこで結城は、社会人になったことと、一人暮らしを社会人二年目になって始めたことは「人生の二大イベント」だと話した。学生の時は「自分がいなくなったほうが社会は上手く行く」としばしば考えるほど、自分の必要性を感じることができなかったが、働き出してからは、自分の役割を実感することができ、またそうした役割があることの喜びを味わうことができた。さらに、就職二年目の初めての一人暮らしは、彼女にこれまでにない解放感を与えた。母から離れ、一人だけの空間を持つことがどれだけ楽なことか、彼女が自分にどれだけの緊張を強いていたのか、自分だけの空間を持って初めて実感したのである。「幸せすぎてもう死んでもいいくらいな感じ。別に何かがあったわけじゃないけど、自分だけの空間があるっていうことは、幸せすぎて涙が出るくらい」と一人暮らしを始めた頃のことを結城は振り返る。

結城は、学生の頃よりも自分に対して自信を持てるようになり、プライベートでも安心した生活を送れるようになった。やせ願望や外見へのこだわりも以前よりは目に見えて減り、体重の増減に必要以上に振り回されることもなくなった。だが残念なことに、過食嘔吐は続いていた。一人暮らしを始めて一ヶ月くらいは、過食嘔吐の頻度が目に見えて激減したが、次第に過食嘔吐がひどくなり、社会人三年目の春には毎日続けた時期もあった。

「このままでもいいかな」と二〇〇七年のインタビューの時には語っていた結城であったが、それから約二年半後の最後のインタビューで語りは変化した。結婚をしたり、子どもができたりして、共同生活をするようになったら、明らかに支障がでることが予想される。また夫に過食嘔吐を受け入れてもらった生活をしたいとは思わないため、真剣に治したいと思うようになった。

結城は、このとき無職であった。不景気のため、勤めていた会社が倒産してしまったのである。この話を聞き、私はとても心配になったが、当の結城は元気そうで、今は失業保険が支給されているため、しばらくはアルバイトと失業保険で生活し、その後、就職活動をしようと考えていると話してくれた。

第2章 飲まない半生 長田奈々の場合

目が細い、出っ歯、猿みたい

小学校低学年の頃、長田が初対面の男子生徒や友人にぶつけられた言葉である。表向きは笑ってごまかしていたが、そのような言葉を浴びせられるたび長田の心は深くえぐられた。

顔が悪い私はスタイルで勝負するしかない

長田は小学生のうちから、こう思うようになっていったという。

長田は中学で陸上部に所属した。入部の動機は走ることが好きだったからで、やせたかったからではない。毎日の練習は、朝五キロ、夕方五キロ、一〇〇メートルダッシュを一〇本といったハードなもので、娘の体力を心配した母は、八枚切り食パン六枚の卵サンドといったボリュームのある朝食を毎日用意した。長田はそれをきちんと平らげ、給食も残さず、さらには夕飯の前には菓子パンも食べた。母親は菓子はだめだが、あんパンやクリームパンのような菓子パンなら食べてよいとしていたため、菓子パンは長田の大好物であったのである。

毎日かなりの量を食べてはいたが練習量が多かったため全く太ることはなく、長田は身長一六〇センチ、四七キロという引き締まった体型を維持していた。友人からはスタイルのよさをよく褒められ、長田は自分の体型に自信を深めてゆく。

しかしそんな長田も部活動を引退してから太り始め、中三の冬には一〇キロ増の五七キロとなった。引退したら必ず太るから食べる量を減らした方がよいと先輩から言われてはいたが、校内でダイエットがはやっていたわけでもなく、母親も引退前と変わらない食事を用意していたため、長田は今までどおりの食事を続けていた。体重は増えたが、家族や友人はそのことをとりたてて指摘せず、また家には姿見がなかったため、太った自覚はそれほどなかった。

＊

しかしその年の冬に事件は起こった。体育で縄跳びをしていると「あなたが縄跳びをすると体育館中が揺れる。今まであんなにやせていたのに、どうしてこんなに太ってしまったのか」と担当教師から皆の前でからかわれたのである。今までスタイルには問題がないと感じていた長田はこの言葉に大変に傷つき、「先輩が言っていたのはこれだったのか」と感じてダイエットを開始した。

まず長田は「やせたいから食べる量を減らしたい」と母親に頼んだ。すると母親もそれに同意し、菓子パンをやめることを長田に勧めた。すると長田は、菓子パンだけでなく夕飯も減らしたいと頼み、母親は盛り付けを少なくする形でそれに応えた。ところが母親が減らしたつもりの盛り付けが長田にとっては十分ではなく、このことが長田家の食卓を揺るがす事態に発展する。

長田の母親は、子どもが食事を残すことを嫌っており、食事を残すと「それなら食べなくてよい」と残りを排水溝に捨ててしまったこともあった。長田としては、食事を残して母親の機嫌を損ねるのは何としても避けたい事態であり、長田は制服のポケットや、ズボンの中にあらかじめティッシュを仕込み、食事中はそれを膝の上に広げて、量が多いと皿からテーブルに食べ物を落とし、さらにそれをティッシュの上に落としてトイレに流すようになった。

しかし母の目を盗んではいたものの、そのように食べ物を流し続ければトイレの滞在時間は長くなり、また悪臭も生じてくる。長田の行為はすぐに母親にばれ、その度に母親は「そんなことをするなら残しなさい」と言うのだが、実際に残すと母親は不機嫌になる日々が続いた。

このため長田は隠した食べ物を自分の部屋に持ちこむようになった。しかしごみの日までそれを部屋に置いておくため、やはり臭いが発生し、すぐにこれも母親の知るところとなった。いつしか二人は「食べた、食べない」の押し問答を食卓で繰り広げるようになり、さらには妹には無理やり食べさせようとしたため食卓はいつも険悪なムードに覆われ、嫌気がさした妹は食事の時間を長田とずらすようになった。

夕飯を捨てるための策を次々と講じる長田を目にし、母親は昼の弁当は食べているのかと不安になった。それを娘に問いただすと、「全部食べずに捨てている」と正直に明かしたため、「そんなに嫌なら自分で買えばよい」と毎日五〇〇円を渡し、昼の弁当を作ることを一切やめてしまった。長田はそのお金でどうしても食べたかった菓子パンを二つ買い、それぞれの半分を昼食として、皆よりも早く食べ終わらないペースで食べるようになった。

＊

長田の食はファッション雑誌のダイエット特集がきっかけで高一の夏にさらに特異なものとなる。雑誌には一日に何を何グラム食べればやせられるかが事細かに記されており、長田はそれに従って一日の摂取カロリーを一〇〇〇キロカロリーに落とすことにした。カロリー計算を完璧にするため、長田は一日のメニューを厳格に定め、朝はフランスパン四〇グラムとゆでたまご一個、牛乳は一〇〇グラムとした。朝はこれらをきっちり量って食べ、昼は二つの菓子パンをそれぞれ半分ずつ、そして夜は空腹をやきのりでまぎらわし、何も食べずに過ごした。

これは菓子パンをどうしても食べたい長田が、それを食べても太らないよう考え抜いた献立である。食べる量は以前より減り、初めのうちは空腹を感じたが、続けるうちにそれ以外のものを食べただけで本当に気持ちが悪くなるようになった。

今はとにかく見守ろうと、母親を制していた父親の影響もあり、母親は、長田が食べ物を量り始めると、その場を離れ見てみぬふりをするよう心掛けていた。しかしそうこうしている間にも長田はどんどんとやせてゆく。母親はそんな長田を放っておくことができず、もう少し食べたらどうかと声をかけたが、そんな母親を長田はにらみつけ「うるさい」と声を荒げてよせつけなかった。

もはや長田の日常は、体重と体型を管理するためだけにあった。帰宅をするとまず体重を量り、さらに腕や、ウエスト、太ももとのサイズを計測した。さらにファッションモデルの体重やサイズと、自分のそれらをグラフにして視覚化し、モデルのサイズに近づこうとした。

長田はがりがりにやせ、その体型はきれいとは程遠かったが、長田がその姿を自身で確認することはなかった。まだ太っていると感じていたため鏡を見ることは怖く、衣料品店でも試着をせずに購入していたからである。

しかし周りの人間が奇異な目で自分を見ることには気づいており、それは長田にとって耐えがたいことであった。ウエストの細さを隠そうと、長田は腰にタオルを二、三枚巻き、その上からスカートを履いて学校に行くようになった。結果、ウエストだけが異様に太いというおかしなスタイルができ上がったが、そのおかしさにすら当時の長田は気づくことができなかった。

＊

冬になり、長田の体重は四〇キロにまで落ちた。きれいになったとはじめは褒めていた友人も、次第に「(やせすぎで) 気持ちが悪いよ」、「死んじゃうよ」と声をかけるようになり、自分の弁当を長田に分けようとした友人もいた。

しかしこの頃の長田にとって「かわいい」とはとにかくやせていることであり、周りの心配は自分への嫉妬でしかなかった。一方母親は、長田が帰ると彼女の腕をつかみ、泣きながら「お願い、食べて」と懇願するようになった。しかし母親の悲痛な願いは逆に長田をいらだたせ、長田は帰るなり鍵をかけて部屋に閉じこもるようになった。

体重ばかりが気にかかり、家族や友人の想いは一切届かなかった長田であったが、この年の冬初めて精神科を受診した。そのきっかけは長田が生理用品を使わなくなったことに母親が気づき、保健所に相談をしたことである。母親の言うことを聞きたいとは一切思わなかったが、学校が終わるとデパートの食品売り場を回り食べ物をじろじろと眺めていたり、菓子パンやチョコレートを大量に買っては部屋に溜め込む自分に恐怖を感じており、さらに「拒食症」という言葉を図書館で見つけ、そこに記載されている症状が自分にぴったり当てはまることを知ってさらに恐怖心がつのったため、母親の勧めに従ったのである。

長田が始めに受診したのは近所の大病院であった。しかし担当医は摂食障害の治療経験が少ないという理由で近所の小さなクリニックを紹介し、長田はそこで心理テストを受け、「悲観的で問題を抱え込み、他者の評価を気にして内向的でうつっぽい」という判定を受け、抗うつ剤を処方された。しかし長田は自分が精神病とは思いたくなく、また慢性の病気を抱える母親は薬の内服による副作用で辛い思いをしていたため、薬にあまり信頼をおいていなかった。したがって再診予約はしたものの、処方された薬を飲むこともなければ、再受診することもなかった。

ただそのクリニックで体重が四〇キロを切ったら入院と言われていた。それが怖くてたまらなくなった長田は四〇キロを切らないよう、しかし四一キロにはならないよう細心の注意を払いながら体重のコントロールをするようになった。

長田の過激なダイエットは高三の終わりになっても続いていた。しかしアルバイト先で好意を持った男性に「女の子はもっとぽっちゃりしていたほうがかわいいよ」と声をかけられたことをきっかけに、そのダイエットは突如終わりを告げ、長田は堰を切ったように食べ始めた。

食べるといっても、菓子やからあげといったこれまで徹底的に避けていたものばかりで、食べる場所はもっぱら自分の部屋であったが、このころになると母親も「好きなものを食べたいだけ食べればいい」と長田が食べ始めたことを素直に喜んでくれた。

＊

長田は推薦で短大に入り、昼食は友人と学食でとるようになった。しかし周りに友人がいるとほとんど食べられず、昼食は三分の一程度を食べてあとは全て残し、家に帰って過食をした。体重は少しずつ増え始め、夏前には、陸上部をやっていたころの四七キロまで体重が戻り、それとともに母親との会話も少しずつ増え始めた。母親は長田が拒食症から回復したと大変喜んだが、そう現実は上手くいかなかった。

体重の増加を気にした長田は、夏に入ると、嘔吐をしたり飲まずに吐き出したりして、体重を維持するモデルがいることをファッション雑誌で知る。長田はこれ以上の増加を防ぎたいと思い、人生で初めて嘔吐に挑戦した。しかし初めてであったため、なかなか上手く吐くことができず、トイレでぐずぐずしていると、その音を母親に聞かれてしまい、母親は再び心配をするようになった。

母親の心配がわずらわしかった長田は、飲みこまずに吐き出すチューイングを試してみた。

大量に食べても太らないことが嬉しく、当初は幸せすら感じたが、次第に吐き出されてぐちゃぐちゃになった食べ物を片付けている自分に罪悪感や恐怖感を覚え、また、なぜこれほどまでに大量の食べ物を買ってしまうのか、どうしてこんなに食べてしまうのかとひどく悩むようになった。また、いくら飲み込まないとはいえ、スーパーの袋で二、三袋を毎日チューイングすれば当然体重は増える。長田の体重は短大二年の春にこれまでで最高の七四キロとなり、これも長田をひどく苦しめた。

長田は、自分がどうしてこうなってしまったのか、原因が知りたくてたまらなくなった。摂食障害の原因は母親であるとする本を読んで母親をののしったり、摂食障害の患者は万引きをしたり、下剤の乱用でおむつを着けたり、嘔吐が止まらなくなったりすることを本で知り、自分もそうなるのではないかと怯えたりした。しかし以前に精神科を受診した経験と「自分は精神病ではない」という思いから、精神科の受診は何としてでも避けたいと感じ、代わりに栄養士が常勤する市役所や保健所に電話をかけ、相談をもちかけた。しかし「会って話しましょう」と言われると、責められるのではないかと心配になり、実際に会いに行くことはできなかった。

家では父親が母親を制していたこともあり、表立っては誰も長田をとがめなかった。とはいえ、皆が長田のことをひどく心配していたことには変わりはない。面と向かうと、けんかになるからと、母親は自分の心配や想いを伝える手紙を長田の部屋にたびたび置いていた。「この家には、私の居場所がない」と叫んで、長田が取り乱すと「そうじゃない。帰ってきさえすればいいんだ」と父親は必死に長田をさとした。また、長田がダイエットを始めて以来ほとんど口をきくことのなかった妹は、夜遅くに帰宅すると長田の部屋の扉をそっと開け、姉が無事に寝ていることを確認していたという。

長田は、短大の頃のことを振り返り、「あのときは自分が一番大変だと思い込んでいたが、家族はそれ以上に辛かったに違いない」と、家族への感謝の言葉をインタビューの中で述べていた。

＊

短大を卒業すると、高校のときからバイトをしていたスーパーに就職した。担当部署のチーフが、長田の真面目な勤務態度と、短大で栄養士の資格を取得したことを評価し、推薦してくれたのである。惣菜コーナーの担当になった長田は、朝六時から夜一〇時という過酷なシフトもしばしばこなし、一回の欠勤もなく大変真面目に働いた。また増えた体重を減らそうと、勤務先まで四〇分の道のりを毎日歩き、さらに時間のあるときは、スポーツジムに通ったため体重は順調に落ちた。しかしチューイングは相変わらず続いており、多いときは一日に六千円程度をチューイングに当ててしまうこともあった。

働き始めた長田にとっての一大事は、食堂での食事であった。短大の頃は一緒に食べないという選択ができたが、同僚が一斉に昼食をとる食堂で、長田の逃げ場はなかった。長田は仕方なく皆と食堂に行き、少しだけ食べてあとは全てを残した。同僚からは「太っているのにあんまり食べないんだね」とあからさまに不思議がられたが、「胃の手術をしていてあまり食べられない」と受け流した。

二三歳になると、長田は上司から担当コーナーのチーフにならないかと打診された。しかし自分よりはるかに年上の従業員をまとめていく自信はなく、その申し出を断ると、「チーフをやるか、辞めるか」の二者択一を上司に迫られ、どうしてもいやだった長田はスーパーを退職した。

朝から晩まで働き詰めの職場は避けたいと思い、長田は建築関係の事務職として再就職を果たした。社長夫人の気の短さには苦労したが、社長の人柄がよく、社員が六名という小さな規模は長田になじみ、以後十二年に亘ってこの会社の事務を担当した。

ただこの間もチューイングは続いていた。長田を残して皆が外回りに出ることが多く、またゴミの担当は長田であったため、帰宅後だけでなく会社でもチューイングをするようになった。昼間も食べ物を飲み込まなくなり、さらに一駅分歩いて通勤したため、体重はどんどん落ち、しばらくすると体重は短大卒業時から二〇キロ減の四七キロとなった。

＊

二七歳になった長田は二二歳から付き合ってきた恋人と別れたことをきっかけに、週末や長期休暇を使って仲居のアルバイトをするようになる。過食ができない場所にアルバイトに通い、それが回復の一助になった女性がいることをホームページで知ったのだ。

長田はバイト先の旅館で、主人と女将さんに大変かわいがられ、長田自身もこの仕事をとても楽しんだ。アルバイト先の旅館の近くにはコンビニやスーパーがなく、チューイングをやめられるのではと長田は期待したが、働き始めて一年くらいすると、菓子パンや菓子を大量に旅館に持ち込み、女将さんの目を盗んで夜中にチューイングをするようになった。もちろんゴミは大量に出るが、旅館であったため長田が出す大量のゴミはそれほど目立たなかった。

持ち込んだ食べ物がなくなればチューイングはそこで終わりになるため、週末や長期休暇中のチューイングの量は実家にいるより目に見えて減った。しかしチューイングを止めるという点において、五年間続けた仲居のアルバイトは、期待したほどの効果を発揮しなかった。

＊

長田は三三歳で一人暮らしを始めた。金銭的に余裕があることがチューイングを生んでいるのではないか、そろそろ自立をするころではないかという母親の勧めに押されての決意である。（チューイングする自分を見るのがつらくなったことも一人暮らしを勧められた理由ではないかと長田は推測する。）一人暮らしは、状態を良くすることもあれば、悪くすることもあるとの情報をネットで得ていたため、一人暮らしを始めることに一抹の不安があったが、このままでは何も変わらないと感じ、やれるだけのことはやろうと一人暮らしを開始した。

金銭的に余裕がなくなったため、一日のチューイング量はそれまでの、半分から三分の一程度にまで減少した。金銭に換算すると一日当たり三～四千円だったチューイング代が、一～二千円にまで減った計算である。また一人暮らしになり、自分が出すゴミの量が他人に見られやすいこともチューイングを減らすきっかけになった。今までは、ゴミの日にスーパーの袋で六袋程度を出していたが、毎回のゴミの日にそれだけの量を出していては不自然と思い、スーパーの袋で三袋程度でチユーイングを終わらせるようになった。

加えて長田はこれまでの行動範囲をもう少し広げたいと感じ、職場近くの空手道場に通いはじめた。チューイングを続けてしまう要因の一つに、自分の意思の弱さがあるのではないかと考えていた長田は、孤独に練習を重ねる格闘技がプラスに作用するのではないかと感じ、また試合に備えて減量することで食べ物を大事に思えるようになるのではないかと期待したのである。男性の多い道場への入門はかなり勇気がいったが、チューイングばかりをする生活を断ち切りたいと考えていた長田は入門を決意した。

入門時はとても緊張したものの、そこはスポーツクラブよりもずっと快適であった。ファッションやスタイルを気にしている人が自分のほかにも少なからずいると感じたスポーツクラブと違い、道場では皆が自分のことに集中し、周りのことなど何一つ気にしていない様子だった。始めは週に一、二回通うだけであったが、長田はだんだんと空手にのめりこみ、週五で道場に通うようになった。

空手を始めたことで、長田はチューイングに以前ほど気をとられないようになった。以前は退社時間が近くなると、帰ったら何をチューイングするかを考え、帰宅したら矢も楯もたまらずチューイングをはじめていたのだが、道場に行き始めるとそのようなことは減り、チューイングする前に家事をすることも可能になった。

さらにこの夏、長田は十二年働いていた職場を人間関係のいざこざがもとで退職し、新しい職場へ転職を果たした。しかしそこで問題となったのが昼食である。それまでは、昼食時に一人であったため昼もチューイングをしていたが、その職場では同僚の女性三人と昼食をせねばならなかった。長田にとってこれは大問題であった。すでに一〇年以上チューイングを続け、食べ物をほとんど飲み込んでおらず、さらに人前で食べることのなかった長田は、人前での食べ方がわからなくなっていたのである。

これまでは人前で食べねばならない場に遭遇すると大量に残すことでなんとかしのいでいたが、この女性たちは長田が残すと冷ややかな視線を浴びせるため、これまでの方法も取れなくなった。

どのくらいの量を一度につかんだら良いのか、何かを食べながら他のおかずを食べていいのか、食器はどのように持つのが自然なのか、箸の持ち方は正しいのかなど、長田はふつうの食に関するありとあらゆることを忘れてしまっていたため、長田は周りを真似しつつ慎重に箸を進めた。出されたものは無理やり全部食べ切ったが、一人分の食事を飲み込んだことは、この一〇年間でほぼ皆無であったため、はじめは気持ちが悪く吐きそうになることもあった。

しかしそうやって食べているうちにだんだんと身体が慣れ、一人分を食べても大丈夫になり、またこれまであまり注目しなかった食べ物の見た目や味など、カロリー以外の要素に注意を払うようにしたことで、おいしさを感じながら食事がとれるようになった。始めは嫌々であったものの誰かと昼食を楽しく食べられる経験ができるようになったことは大きな収穫であったと長田は振り返る。

空手を始めておよそ三年が経過し、空手はすっかり長田の生活の一部となり、以前より食べ物も飲み込めるようになった。ただ空手により気分は前向きになり、チューイングに気をとられる時間も減ったものの、依然としてチューイングは続いており、何もない時間ができたり、休日が続いたりすると、その間中チューイングすることもある。

長田がチューイングを止められない理由の一つに、チューイングがもたらす爽快感があった。嫌なことがあっても、チューイングをしばらくするとなぜか心が落ち着き、前向きな気分になることができる。チューイングに代わることをするように勧めている摂食障害のヘルプブックを読み、散歩やジョギング、編み物や読書といった、自分が好きで長く続きそうなことをやってみたこともあるが、チューイングをするまでそのことが頭にこびりついてしまい、どうしても止めることができなかった。

長田は、今もチューイングから抜け出すための方法を模索している。

第3章 拡縮する自己 荻原由佳の場合

女の子はやせていた方がいいんだ

そんな考えが荻原の心に宿ったのは保育園の頃である。ぽっちゃりしていた荻原は年長の頃、「でっかくなったなあ」、「そんなに大きいなら、このくらい食べれるだろう」といった言葉を親戚からよくかけられた。今なら親しみを込めて言ったと受け取れるその言葉が当時の荻原は嫌で仕方なかったという。

そんな荻原がやせて褒められる快感を知ったのは、小一で水泳を始め、四年生で陸上をやり始めた頃である。やせて引き締まった荻原を見て、親戚や、先生、友人が「すっきりした」、「かわいくなった」と声をかけるようになり、見た目一つで自分の評価が大きく変わることに荻原は新鮮な驚きを覚えた。さらに学校の環境も荻原のやせ願望に拍車をかけた。当時小学校では、安室奈美恵のファッションが大流行しており、彼女の履くぴたっとしたショートパンツを着こなすためにはやせていなければいけないと、クラスの女の子が示し合わせて給食のパンを半分残していた。食べたいときに食べられないのは窮屈であったが、「やせてかわいい服を着たいなら、我慢をするのは当然」という雰囲気が女子の中にあり、その中にいた荻原も、「それは仕方のないこと」と考えるようになった。当時の担任は、「男は男らしく、女は女らしく」という考えを強く持った年配の男性教師であり、女子生徒が足を広げて座るといった行為は厳しく注意したが、パンを皆で残してやせようとすることは「女性らしい」と映ったらしく、そのような行動は野放しであった。

やせて褒められる快感を知った荻原は、小学校中学年くらいから、意識的に食事を少なくするようになった。その結果、一年のときには三一キロで、他の生徒と比べると重めであった体重は、六年間で九キロしか増えず、六年のときにはむしろやせ気味になっていた。

＊

中学は指定の制服があり、服装の自由は小学校のときより格段に減った。洋服を着こなすためにはやせていないといけないという風潮は、小学校のときより明らかに弱くなった。

また荻原自身も運動部ではなく吹奏楽部に入り、勉強も熱心に取り組んだことから、身体に関心を向ける場面は小学校のときよりも明らかに減った。荻原のやせ願望は次第に緩和され、意識的に食事を制限することもなくなったが、一方で荻原の生き方を一変させるできごとが中二の春に起こる。

中二になると、荻原は吹奏楽部でレギュラーに選ばれ、全国大会に出場できることになった。すると荻原は、レギュラーになれなかった同じパートの部員にねたまれ、集団で無視されるようになったのである。皆がパート練習を一緒にやっているのを横目に、一人で練習せざるを得なくなった荻原は辛くなり、仲の良かった友人にこのことをＦＡＸで相談した。すると市会議員であったその子の母親がたまたまそのＦＡＸを発見し、それを学校に報告してしまう。すると事件は、関わった部員全員が学校に呼び出されるまでに発展し、荻原の悩みはたちまちのうちに多くの親や同級生に知られてしまった。それまでは音大に行きたいと思うほど、楽器が楽しくて仕方なかった荻原であったが、このことをきっかけに音楽を楽しむことができなくなり、荻原は部活を退部した。親には味方であってほしかったが、「いじめに負けない強い子であって欲しい」という態度を親は取ったため、荻原の苦しみはさらに増した。「それまで人生明るかったんですよ。そこから一気にフォーカスがかかって見えるようになっちゃった」と荻原は振り返る。

夏休みがあけ二学期が始まると、荻原は腹痛のため学校に一週間行けなくなり、病院で心因性腸炎と診断された。それまでは部活でも活躍し、学級委員タイプで、成績優秀、授業中も活発に発言していた荻原は、その事件をきっかけに「できることを周りに見せちゃいけないんだ」と強く感じて、自分を押し殺すようになった。問題が解けたら先生に見せに来るように言われれば、たとえ早く解けていても、一〇番くらいになるまで待ってから提出するようにし、「常に自分が必要とされているか」ばかりをひどく気にかけるようになった。

行動範囲は徐々に狭まり友人も減り、学校が終わったら、すぐに家に帰るという単調な毎日を荻原は送るようになった。空いた時間は食べていることが多くなり、当然体重も増えたが、太ったからといって洋服が着られなくなったわけでもなく周りがおしゃれにいそしんでいることもなかったため、体型を気にすることは少なかった。

*

中学での経験が尾を引き、自分のことを誰も知らない私立校に進みたいと考えていた荻原であったが、記念受験のつもりで受けた進学校に合格し、周りの強い勧めで不本意ながらもその高校に進学した。

しかしいざ入学すると、皆が勉強ばかりしているわけではなく、クラスメートは打ち解けやすい人ばかりで、高校生活は順調にスタートした。さらに高一の冬からフェンシング部に入り、友人にも恋人にも恵まれた。

高校生活はだんだんと充実したものになり、周りから「明るくなった」と声をかけられることが増えたが、中学のマラソン大会の時に初めて経験した過呼吸が高一の冬から頻繁に起こるようになっていた。過呼吸のために救急車で四回も病院に運ばれ、保健の先生からは精神科の受診を勧められたが、精神病ではないという思いが強く、精神科の受診はしなかった。ただ幸いなことに、荻原が過呼吸を起こす以前からクラスには過呼吸を起こす生徒がおり、さらに荻原の後にも過呼吸を起こす生徒が現れたため、仲間同士の協力体制ができ、対処に困ることはそれほどなかった。

しかしこの過呼吸がきっかけとなり、やせ願望が再び顔を出す。

フェンシング部に入部してまもない高一の冬、荻原は部活中に過呼吸の発作に襲われ倒れてしまう。意識が朦朧とする荻原を男子部員が運んでくれたのだが、その途中で彼らが何気なく発した

「重い！」という言葉が、荻原の心にひっかかった。フェンシング部に入るまでは家と学校の往復しかせず、暇なときには食べていたため、体重は六七キロにまで増加していたのである。この事件により、荻原は自分が太っていることを再び自覚するようになった。

＊

受験の近づく高三の夏、何日も続く腹部の張りが気になっていた荻原は、人生で初めて下剤を手にする。たまたま入ったドラッグストアで宣伝されていた下剤が目に入り、それを購入したのである。初めて使った下剤の効果はてきめんで、この日以来、荻原は下剤を手放すことができなくなった。また暑さで食欲が減退していたことも手伝って、体重はみるみるうちに落ち、夏休みの終わりには四キロ減の六三キロになっていた。周りから「やせたね」といわれることは嬉しくてたまらず、それは荻原のやせ願望に拍車をかけた。

文化祭で二の腕を露出し、身体のラインがわかる衣装を着なければならないことが気がかりだった荻原にとって、これは体重を減らすまたとないチャンスとなった。食欲がなくて「食べられない」という気持ちと、「衣装を着こなせるまで、このままやせてしまえ」という二つの気持ちを抱えながら、徐々に食べる量を減らし、ついにはカロリーメイトとお茶しか口にしないという生活を送るようになった。

どんどんとやせてゆく荻原を見て、最初は褒めていた家族や友人は荻原のことを心配するようになった。しかし毎日体重を量っては、グラム単位の体重の増減に心を悩ませていた荻原にとって、周囲の心配は煩わしいだけであり、またこの頃になると、自分が食べているのを見られるのも、人が食べているところを見るのも不快になった。食べているのを見られれば、「どうせまた太るんだ」と思われるのではないかと不安になり、友人がおいしそうに食べているのを見れば、「どうしてそんなにおいしそうに食べれるんだろう」、「どうして食べても太らないんだろう」とうらやましさが募ったからである。次第に荻原の食事場所は、家族や友人から何も言われることのない駅のホームとなり、家や学校では食べ物を一切口にしないようになった。

また家ではほとんど口をきかず、両親からの電話も無視し、深夜遅くまで海を見ている日々が増え、当然両親は荻原をひどく心配したが、精神科への拒否感が強く、コミュニケーションを断ち切った荻原と意思疎通を図ることは困難で、手をこまねく日々が続いた。

一方、荻原はますます下剤に依存するようになった。ほとんど食べていないがきちんと出さないと気がすまず、また身体が下剤に対する耐性を身に付けていったこともあって、下剤の服用量はどんどん増加し、この頃になると一日に二〇錠ほど飲むようになった。増える下剤やそれへの依存に荻原自身も焦りを感じたが、食べたもの全てが身体の中にあると思うとぞっとして下剤の服用を止めることはできなかった。

文化祭の当日、荻原の体重は五〇キロを切った。荻原は二ヶ月の間になんと、一五キロ以上の体重を落としたのである。

＊

文化祭が終わると、荻原のクラスは民宿を借り切り、こっそりと飲み会を開いた。荻原もそれに参加し、そこにあるものを一つだけつまむと、それを境に手が止まらなくなった。荻原は周囲を驚かす勢いで食べ続け、一晩で二・五キロも体重を増やした。

そしてこの日以来、荻原の食は過食に転ずる。通常の食事に加えて、夕飯の余りや、冷蔵庫にあった冷凍食品を見境なく食べ、体重はどんどんと増加した。初めのうち健康に戻ったと喜んでいた両親も、次第に荻原の過食に気づき、家に食べ物を置かないようになった。すると荻原は、貯めていた小遣いを使って、菓子パンを買ったり、マクドナルドや吉野家といったファーストフード店をはしごしたりして、過食を行った。

過食をしていると、その間は何も考えずに済み、不安から一時的に逃れることができるのだが、増える体重に対して焦りを隠すことはできず、下剤やダイエット食品を使ったり、運動をしたりして、なんとか体重の増加を押さえようとする日々が続いた。しかし、大量に食べていたため体重は増え、入試が終わる頃には夏休み前とほとんど変わらない六八キロに体重は戻っていた。

荻原は、自分がなぜこうなってしまったのかを知りたくなり、臨床心理が学べる大学を第一志望にして受験勉強を続けた。しかし結果は不合格で、荻原は浪人も考えたが、荻原が心理的に不安定になりやすいことを知っていた担任や、保健教諭、そして塾のチューターは、精神的負荷の高い浪人生活より、受かった大学の中から興味のある大学に進んだほうがよいと勧め、荻原は合格校の中から進学先を選ぶことにした。

受験後も下剤への依存は続いていたが、過食量は明らかに減った。荻原は、ダイエット用のデトックスシートや、半身浴、ウォーキングとさまざまなダイエットを駆使し、大学入学までに体重を一〇キロ落とすことに成功した。依然として家族と一緒に食卓を囲むことはできなかったが、友人と外食をすることは、やや居心地の悪さを感じながらもできるようになった。

大学に入学してしばらくすると、高校では感じなかった人間関係の薄さをひしひしと感じるようになる。また、高校に引き続いて入ったフェンシング部は、インターハイや国体出身者が数多くおり、どれだけ練習しても追いつくことは到底不可能と感じられるほどレベルが高かった。荻原は「自分が必要とされている」という実感をなかなか得ることができずに精神的な安定を欠いてゆき、また実家から大学まで二時間半かかるという長距離通学は、荻原を身体的に疲弊させていった。

すると、それと並行するかのように本格的な過食が再び始まった。家族や友人など、他人がいる前ではほとんど食べられないが、一人になるととたんに食べ始め、帰り道では、乗換えのたびに何かを買って食べ、家に帰ってからは冷蔵庫にあるものを過食するようになった。

止まらない過食と増える体重に焦った荻原は、その年の六月にそれまで拒否感の強かった精神科を受診することにした。精神科に通院しているところを知られたくなかったため、近所でも学校の近くでもない精神科をタウンページで探して電話をかけ、対応の優しい二件目の精神科を受診した。病院で荻原は家族について聞かれ、過食止めの薬を処方された。荻原は「これで救われるに違いない」と胸をなでおろしたが、ここでの治療効果は全く現れなかった。

＊

大学は夏休みに入り、荻原は部活の合宿に参加した。レベルの高い部員用に作られた練習メニューはとても厳しく、荻原は熱中症になって倒れ、さらに再び倒れる恐怖感から、外に出られなくなった。荻原は家に引きこもるようになり、大学を中退する。

それからの三ヶ月は壮絶であった。親とは一言も口をきかずに深夜の過食を繰り返し、食べ物を親が隠すと、親を叩いたり、寝ている親の首もとをつかんで揺り起こしたりして食べ物を要求した。はじめの一ヶ月は入浴もせず、ひたすら深夜の過食を繰り返したため、体重は激増して九〇キロになり、親が無理やり外に連れ出そうとすると手を上げた。

この状況に困り果てた両親は、娘を入院させることも視野に入れて、精神病院を回った。しかし窓に鉄格子がはまった閉鎖病棟や、そこにいる重症の精神病患者を見た父親は、「ここに娘を入れるわけにいかない」と自宅で荻原の面倒を見切る決心を固めた。一方、自身もうつ病になるほど精神的に追いやられた母親は、近所のクリニックに行き、荻原の状況を相談した。そこに荻原は同席していなかったが、そこの医師は荻原を「境界性人格障害」と診断し、その症状を緩和させる薬を処方した。ところがその薬を飲んだ荻原は、薬の副作用からか引き付けを起こし、驚いた荻原は思わず母親に助けを求めてしまう。

このできごと自体は喜ばしいものではなかったが、これをきっかけに荻原は、両親と少しずつ言葉が交わせるようになった。ひきこもりからも少しずつ脱しはじめ、人気のない夜に犬の散歩に出かけたり、プールに行ったり、親戚に会って話をしたりすることもできるようになり、それと並行して過食も少しずつ和らぎ、皆と一緒に食卓につくこともできるようになった。一方で荻原は過食で激増した体重を減らそうと、栄養補助食品を親に買ってもらい、皆のいる食卓で一人だけそれを食べ、プールにも通ってダイエットを始めた。ダイエットは順調に成功し、熱中症で倒れてから半年程度たった春には、アルバイトを始められるまでになった。

「何をやっているの」と聞かれ答えられないのが辛かった荻原は、コーヒーショップの接客からテレフォンアポインターまで多種多様なバイトに就いたが、ひきこもりから脱出したばかりであったため、どのようなバイトも辛く感じ、始めては辞め、始めては辞めといった生活を一年近く繰り返した。

*

退学から一年半ほどたった冬、荻原は再び進路を考え始めた。違う大学を受験するか、同じ大学に再入学するかとても迷ったが、結局再入学を選択した。荻原は「人生をもう一度やり直そう」と気持ちを新たにし、「家だと過食をしてしまうから」と反対する親を説得して大学の近くで一人暮らしを開始した。また以前から興味のあったダンスのサークルに入り、さらに親の負担を減らそうとアルバイトも始めて、弁当も作り、さらにはメイクも丹念にしたため、荻原は毎朝五時半に起きねばならなくなった。

時間があると過食をしてしまうことも、ぎゅうぎゅう詰めのスケジュールを作った一つの理由であったが、夏が近づくと再び過食や不眠傾向が強くなった。加えてダンスの練習中にまたもや過呼吸を起こし倒れてしまう。

この事件をきっかけにし、荻原は大学で紹介された精神科に通い始めた。担当医となった吉田の第一印象は、とても冷たそうで、通院を続ける気にはあまりならなかったが、他に行くところもないと通っているうちに、時に突き放すこともあるが、はっきりと話をする彼の診察が自分にはとても合うことに荻原は気が付いた。また彼は、自分を苦しめるような考え方を荻原が知らないうちに身につけていたこと、もっと楽に生きることができる方法があることをさりげなく示唆してくれた。吉田は荻原のかかりつけ医となり、何かあると荻原は彼に相談するようになる。

練習中に過呼吸を起こして以来、サークル活動では裏方に回り、吉田との出会いも果たした荻原であったが、ここから荻原の精神状態は急速に悪化した。それは荻原が、サークル活動を控えて以降、保健教諭の資格が取得できる大学への編入を検討し始めたことに関係する。

荻原が養護教諭を目指したのは、高校で出会った養護教諭の影響である。彼女は、荻原が高校で過呼吸を頻繁に起こしていたときに声をかけてくれており、また二〇代前半でありながら、話を聞くのがとてもうまく、自分の意見もしっかり持って、人間関係の調整にも長けた人物であった。彼女は「つらいときは、とにかく話においで」と荻原に声をかけ、卒業するまでずっと支えになってくれていたのである

それ以来、荻原は養護教諭へのあこがれを漠然と抱いていたのであるが、この時の荻原は養護教諭になることが自分に課された義務のように感じていた。目標を達成するためにはゆとりを持った生活をしてはならないと、荻原は受験勉強に加えて、学費や編入後の交通費を稼ぐため、整骨院と深夜の居酒屋の二つのアルバイトの掛け持ちを始めた。当然心身ともに疲弊したが、「このくらい

の生活を送ることができなければ編入をしてもやっていくことはできない。養護教諭として働いていくことはできない」と自分を追い立てた。

次第に過食はひどくなり、さらにはリストカットまで始まった。感情はひどく乱れて、理性的な思考ができなくなり、仕事がこなせないと思うとバイト中に突然泣き出したり、自分が傘をさすと他人の人に迷惑がかかってしまうからと、びしょぬれでバイトに出かけたりし、同僚を驚かせたこともあった。始めのうちは「大丈夫です、頑張ります」と言い、なんとか生活していた荻原であったが、次第に限界を感じ、吉田のもとに駆け込んだ。リストカットがひどくなっていたこともあり、荻原は即入院となった。

入院直後は、散歩も同伴でないと許可がおりないほど感情の起伏が不安定であったが、しばらくすると気分は安定した。入院中に荻原が強く感じたのは薬の力であった。入院前までは必要に応じて薬を短期間飲む程度で、定期的に精神薬を処方されたことはなく、荻原自身も薬の必要性を実感できなかったが、定期的に抗うつ剤や向精神薬などを状況に応じて飲み始めると、目に見えて精神状態が落ち着いた。荻原は薬を飲みながら、入院生活を続け、その間に外泊を少しずつ繰り返して、心身を社会の刺激に慣らし、三ヶ月後に退院した。退院後も過食や下剤の乱用は続いたが、以前のようにに過食やリストカットが激しくなることはなく、荻原は再び大学に通い始めた。「入院の間に、具体的に自分に何が起こったのかよく分からないが、退院時には、なぜか心身ともにすっきりして帰路に着くことができた」と荻原はこのときの入院を振り返る。

＊

荻原は就職活動が盛んになる時期にあわせて体重を一〇キロほど落とし、吉田に向精神薬や抗うつ剤、睡眠薬を処方してもらいながら就職活動を行った。有名企業を狙う友人とは異なり、「地味で目立たず常に誰かから感謝されているわけではないが、なくてはならない存在である業界に就職したい」と考え、医療器具や携帯電話の部品を製作販売する業界など、一般的には知られていないが中身のある企業を中心に回り、最終的には三つの企業から内定通知を受け取った。荻原はその中から、医療器具の部品を製造・販売する企業を選んだ。医者のように患者からお礼を直接言われるわけではないが、陰では患者をしっかり支えているところに心魅かれたのである。以前どうしてもなりたいと思っていた、養護教諭の夢を捨てたわけではなかったが、このときの荻原は一年前と異なり、そう焦ることはないと感じていた。養護教諭になるための年齢制限が取り払われ、年齢を気にして慌てる必要性はなくなっていたし、今の自分では、たくさんの生徒たちのバックアップをすることはできないと感じるようにもなっていたからである。

就職活動を四年生の四月に終えた荻原は、再びダンスを始めた。残りの大学生活を後悔なく過ごしたいと考えたとき、心身の調子が良くなったらもう一度やりたいと考えていたダンスを、以前所属したサークルで挑戦したいと思ったからである。しばらく運動していなかったために体力はすっかり落ちており、激しい回転や跳躍の多いダンスの練習についていくのはとてもきつく、また下剤乱用のせいか、練習が激しくなると吐いてしまうこともあった。しかしメンバー一人一人に明確な役割があり、一人でも欠ければ演技が成り立たないチームダンスに魅せられ、荻原は体調に気をつけながら懸命に練習を重ねた。疑心暗鬼だったメンバーも徐々に荻原を信頼するようになり、チームの一員としての役割を徐々に果たせるようになっていった。

この年の秋、私は、荻原が出演するダンスを鑑賞した。予想をはるかに超えた荻原のチームのアクロバティックでパワフルな動きは私を圧倒し、ここまでたどり着くための荻原の努力は相当なものであったことが想像できた。またそれまで自分を必要以上に追い込み、結果心身の調子を著しく崩していた荻原が、就職活動を乗り越え、自分がやりたいと思っていたことを存分にやっている姿に胸を打たれた。

卒業後、荻原は内定をもらった企業で働きはじめた。仕事内容は予想していたものと大きく異なり、職場の人間関係や与えられた仕事に対する重圧からまたもや過呼吸を起こしたが、吉田がたまたま職場のすぐ近くでクリニックを開いたことや、理解のある人が職場に何人かいることも幸いし、なんとか社会人二年目を迎えることができた。不思議なことに、社会人になって以降、過食は終息した。それまでは嫌なことがあるとすぐに過食に走っていたのだが、嫌なことがあっても過食をする気が起きず、単にひどく落ち込むだけになったという。

その後、荻原は結婚を機に職場を去った。今荻原は、主婦としての日々を過ごしているようである。

第4章　外見がすべて　田辺敬子の場合

中一までの田辺にとって、食べることはごくふつうのことであった。どれだけ食べるか思い悩むこともなければ、食べることに気を取られ、友達との約束をおろそかにすることもなかった。食は田辺にとってありふれた日常だったのである。

ただ田辺の日々の食事量はかなりのものであった。家では一人前をはるかに越えた焼きそばやチャーハンが当たり前のようにふるまわれており、父や兄弟は食べられないと残していたが、それに罪悪感を覚えた田辺は出されたものは全て食べていた。また田辺は給食もしっかり食べ、帰宅後のおやつも欠かさなかったため、身体はどんどんと大きくなり、中学入学時の体重は七〇キロ強、身長は一六〇センチ強となった。

とはいえ外見について無頓着だったわけではなく、むしろまったく自信がなかった。「かわいい」といわれた記憶は一度もなく、兄からは「デブ・ブス」といつも罵られ、「整形」という言葉を知ったころから全身整形をぼんやりと思い描き、二重まぶたの手術だけは必ず受けようと心に決めていた。しかしそれでも小学校の頃は、成績がよかったり、背が高かったりと自信のあることが他にあり、体型のことを指摘されてもダイエットに走ることはなく、ふだんどおりの食生活を送っていた。

しかし中学に入ると、そのような自信も少しずつ薄れていく。他の子よりも太っていると自覚していたこともその理由の一つであったが、人気のあった友人がやせていてかわいかったことも影響した。自分にはそっけない先輩がその子に優しく接していたり、他のクラスの友人がその子を訪ねて来たりするのを見ては、「やせていてかわいいから人気があるんだ」と思い、友人関係がうまくいかないと「自分の体型に原因があるのではないか」と田辺は思った。次第に田辺は「性格が良くても、勉強ができても、外見が悪ければ水の泡」と思うほどの外見至上主義者になり、誰から見ても美しくなることだけに関心を注ぐようになった。

*

田辺は中学校では人間関係に悩み、家では親に不満を持っていた。田辺はこうつづっている。

兄は、小さい頃から背が高く体格のいい私とは違って、虚弱体質。もやしみたいで、身長も私と同じくらい。家族で出かけると、どっちが年上か分からないみたいで。

それで、私のことが気に入らなかったのか、いっつも悪口。私が覚えてる限りで、兄と仲良くしていた記憶はありません。最初はいい感じでも、そのうち何かしら私に対して嫌がらせをしてました。

デブ・ブスなんて私の愛称みたいに言ってました。両親も、それに対しては否定せず。わざと私をイラつかせ、私から手を出させるように仕向け、私がいっつも悪者でした。気づけば私一人リビング。四人は一つの部屋でわいわいやってる。意固地になり、私は気づけば一人で居ることが多くなってました。

兄が中学になる頃から、暴力を振るうように。両親は、私が父や母、それぞれと喧嘩すると手を上げるのに、私がどんな暴力を受けても兄に対して手を上げた事はありませんでした。

まあ、私の言葉遣いや暴言もひどいものでしたが。

私が高校に上がる頃にはもう口もきかないし、目線も合わせない関係でした。たまに、テレビのチャンネル争いで殴り合いの喧嘩。それもヒドイものでした。

最後に殴り合いの喧嘩は高一の冬。もう兄は大学生なのに。

最後のほうは、私の事を笑って暴力を振るっていました。髪を引っ張って笑いながら無理やり動かしたり、鼻の穴に指を突っ込んで顔を無理な方向に向けたり。屈辱でしたね。笑いながら、それをやってる。

私は、自分に対してこれほど自信がなく、自分を痛め続けていることの根本原因は、兄にあると思ってます。そしてそれを見逃してきた両親。そこに女子校に行ったこと、バイトでの出来事、全てが悪い方向に絡まっていったのだと思います。

でも、私がされてきたことを、本人は覚えてないみたい。全く。

いじめと同じですね。加害者は、覚えてないほど些細な出来事。私が今も思い出して泣いている事を、彼は知りません。

私は彼がどんな人間だか、知りません。同じ家に住んでいても、彼が何している人だか知りません。他人以上に他人。

私は大学に行くことも、出来なかった。彼は大学院まで行ってる。何で、私はこんなに苦しんでるのに、彼はノウノウと生きているのかと思います。

田辺は、学校では人間関係が上手くいかないとびくびくし、家では兄や両親のことで苛立つことが多くなった。家も学校も、田辺にとっては安らげる場所ではなくなっていったのである。

*

中一のころは、「やせたいなあ」と感じていただけの田辺であったが、中二になるとさらにその思いは強くなり、人生ではじめてのダイエットが始まった。厳密なカロリー計算はしなかったが、食べる量を減らし、菓子を食べたいときは、それを夕飯の代わりにした。すると今まで気にかけたこともなかった弁当箱のサイズが、友人のそれよりずっと大きいことに田辺は気づいた。「大きいのは恥ずかしい」と感じた田辺は、女性でも小さいサイズに弁当箱を買い替えた。初めは空腹で辛かったが、こらえているうちに体重が落ち始め、空腹よりも体重が減ってゆく喜びが勝った。

もっともっとやせたいと考えた田辺は、雑誌の巻末に掲載されていたダイエット食品に興味を持った。未成年の購入には親の許可が必要であったため、田辺は成人だと偽って買い、両親の制止も聞かずに、それを食べ続けた。ダイエットは見事に成功し、夏休み前には七五キロあった体重が、夏休み明けには六八キロにまで落ちた。友人からは「かわいくなった」と褒められ、大きな達成感と喜びを味わった田辺は、その後もさまざまなダイエットを試み、中三の終わりまでに体重は六三キロにまで減った。田辺はやせれば人生は変わると思っていたが、実際やせてみるとそうでもなく「なぜあの時ああいえなかったのだろう、こういえなかったのだろう」と悩み、家ではその鬱屈を発散するかのように物を投げたり、母親を怒鳴りつけたりする日々が続いた。

その一方で食に対するこだわりはますます過激になった。フライパンに油を引くことや白米を食べることにも嫌悪感を覚えるようになり、母親が油を使うと、声を荒げた。学校では、カロリーの高そうな料理を食べている友人を見ては、どうしてそんなにやせているのだろうと不思議に思ったり、うらやましく思ったりすることが増えた。一方両親は、夕飯の代わりに菓子を食べたり、ダイエット食品ばかりを口にしたりする田辺をしばしば注意したが、彼女にとってそのような忠告は雑音でしかなかった。しかし摂食障害という病気の存在を中学で知った田辺は、「こんなに体重にばかりこだわるのは、自分に摂食障害の傾向があるからではないか」と内心感じるようになっていた。

＊

田辺の嘔吐のきっかけは、高一ではじめたパン屋のアルバイトで作られた。余ったパンをもらえたため、暇さえあればパンを食べるようになり、また友人にあげると喜ばれるのが嬉しく、学校でもパンを食べるようになった。もちろん頭の片隅にはいつもダイエットのことがあるため、パンを食べれば罪悪感で一杯になる。しかしいったん食べると止まらなくなり、三食パンになることもあった。母親は田辺がパンばかりを食べていることに気づき、「少し食べすぎではないか」と声をかけたが、すでに一七〇センチ近くあった娘に大声を出されると、身長一六〇センチに満たない彼女はひるんでしまい、何も言い返せなくなった。[*1]

それだけパンを食べればもちろん体重は増え、高一の冬に、田辺の体重はこれまでで最高の八三キロになった。焦った田辺は、再びダイエットを行い、夏までに七〜八キロの体重を落としたが、学校が休みになるとだらだらと食べる日々が続き、それが嫌で仕方なかった田辺は、その年の秋に初めて嘔吐をした。嘔吐は、疲労や罪悪感を伴ったが、初めの頃は一日一キロというペースで体重が落ちたため、幸福感に浸ることすらあったという。

嘔吐を始めて一ヶ月後、母親と弟がそれに気がついた。叱責され、露骨に嫌な顔をされたが、それで嘔吐が止むことはなく、年明けには六五キロ、高三の終わりには人生で最低の五七キロにまで体重は落ちた。

毎日毎日、過食嘔吐をする田辺の様子を見て、最初はきつい言葉を投げかけていた母親も、次第に娘を心配するようになり、保健所に電話をしたり、病院を探したりする過程で「摂食障害」という病気を知り、病院も探し当てた。当時、過食嘔吐に対してそれほど強い問題意識を田辺は持っていなかったが、このままだと受験に差し支えることは明らかであったため、母親の探した病院を受診した。しかし受験勉強が忙しくなり定期的な通院はできず、そこには一度行っただけであった。[*2]

＊

ひどい過食嘔吐に苦しみながらも、なんとか受験勉強を続けた田辺は六大学の一つに合格した。しかし大学入学前に絶対にやっておきたかった二重まぶたの整形手術が入学式前にできないとわかると、予約を入れなかった母親が悪いと怒り狂い、入学式も行かずにあてつけのように過食を始めた。外に出ないならやせる必要がないと、嘔吐なしの過食である。ゴールデンウィーク明けには大学に行こうと考えていたが、吐かずに過食したため体重は六八キロにまで増えていた。この体重では「デブ過ぎて私服を着こなせない」と考え、また「できればもっと上の大学に進学したい」と思っていた田辺は、大学を退学し、宅浪する決意をした。

念願の整形手術は夏休み前にできることになった。しかしその日程が決まってから再び嘔吐が始まり、ひどいときには一日一回以上の頻度で、過食嘔吐が起こるようになった。頭の中が食べ物で完全に埋め尽くされ、過食嘔吐がますますひどくなることに悩んだ田辺は、心療内科に通ったが、そこの医師は話をほとんど聞かず、過食嘔吐がひどいと言えば薬の量を増やし、副作用がひどくてつらいと話すと「その方が過食嘔吐が減っていい」と返答するだけであった。田辺はその病院に七ヶ月通ったが、医師との信頼関係を築くことに難しさを覚え、薬の副作用ばかりがひどくなったので、通院を取りやめた。

翌年田辺は、同じ大学の同じ学部に進学をする。まさか同じところに進学するとは思ってもいなかったが、過食嘔吐がひどかったため受験勉強はまともにできず、合格したのはそこだけだったのである。そのときの田辺は整形も終わり、体重は六四キロで、おしゃれには支障のない体型であったが、自分を着飾らなくとも多くの友達に囲まれている友人のようになりたいと思い、黒髪に地味な服装で大学に通った。しかし、外見にも内面にも自信は全く持てず、サークルの勧誘は急ぎ足で通り過ぎた。教室に入れば、学生の視線が「デブ・ブス」といっているようで苦しかった。友人に誘われ、少し経験のあるテニスのサークルに入ったが、人間関係が上手く築けず、活動を楽しむことはほとんどできなかった。また女子高出身であった田辺は、男子学生とのコミュニケーションにも難しさを覚えた。弟は反抗期でほとんど会話をしておらず、兄からは暴力を振るわれ続けたという思い出しかなかったため、男の兄弟がいたことは、男性とコミュニケーションをとる上でむしろ逆効果となった。

過食嘔吐は日増しにひどくなり、ふつうに食事をとろうと思っていても、食べているうちに吐きたくなることが増え、大学でも帰り道でも過食をするようになった。過食によってむくんだ顔や瞼を鏡で見ると、自分がたまらなく汚らしく思え、外に出るのが苦しくてたまらなくなり、それがさらなる過食を呼び込んだ。友人との約束をドタキャンしたり、授業をさぼったりすることが多くなって、サークルの集まりはいろいろな言い訳をして休んだ。

こんな状態をなんとかしたいと、過食症の治療を専門にしているとホームページで謳う、都内の心療内科に通い始めたが、ここの医師も前回の医師と同様に、話をほとんど聞かずに薬を処方するだけの五分間診療を行っており、四ヶ月通ったが、治療効果は全く現れなかった。病院で改善が見られないため、田辺は、栄養素が足りないから病気になるという自論を展開する民間の治療院も訪ねた。そこでの治療は個々人の体質に合わせたサプリメントを処方するというものであり、田辺はそこに三ヶ月ほど通ったが、状態は全く改善せず、さらに保険外のサプリメントは一ヶ月四万円近くしたため通院を取りやめた。

後期に入ると過食はますます止まらなくなり、田辺は大学を休学することにした。休学中は、断食療法を試した。断食が精神的に良いという情報をインターネットで得たからである。田辺が参加したのは、三期に分かれた一四日のコースであり、断食中は過食が起こらず体重は六四キロにまで落ちた。田辺は過食嘔吐からとうとう抜け出したと感じたが、家に着いたらすぐに過食が始まった。

やっぱりダメでした。隔離された場所だったから（過食を）しなかっただけでした。日によっては断食する前より悪く一日六回くらいする日も。食べて吐いて食べて吐いての繰り返し。止まらない。コンビニに走るたび、「助けてよ、誰か助けてよ」と声に出す。心と身体がばらばら。身体に悪いことはわかってる。明らかに嘔吐する前より身体が不調になってる。でも、止まらない。

断食後、過食嘔吐はさらに深刻さを増したが、翌年四月には復学を果たし、再び一年生としての生活を開始した。食べ物が自由になることが過食を生むと考え、一人暮らしを始めたが、過食嘔吐はすぐに始まった。

またこの時期、田辺は一ヶ月ほど風俗で働いた。経済的な理由もあったが、その当時付き合っていた男性とあまり上手くいかず、それは自分に原因があるのではと感じていたところ、男性の友人に風俗を勧められたのである。友人に紹介された店で田辺は働き始め、今まで手にしたことのないような大金を手に入れたが、そのお金は全て過食嘔吐に消え去った。田辺は、次第に罪悪感を感じるようになり、一ヶ月もたたないうちにこの仕事から手を引いた。

過食嘔吐は日増しにひどくなり、体重は増え、醜い姿で外に出たくないと感じた田辺はマンションに引きこもるようになった。一人暮らしをあきらめ実家に帰ったものの、過食が止むことはなく、大学に行くことが一切できなくなり、田辺は困り果てて母に泣きついた。すると母親は、自分の入っている宗教の施設にしばらく通うことを田辺に提案した。

母親は、田辺が高三のころから宗教に傾倒するようになっていた。田辺は宗教が大嫌いであったが、既に体重は七二キロに達し、食事が完全に管理されている場所に行きたかったため、わらにもすがる思いで母の勧めに従った。

そこの宗教施設には、一〇代から五〇代くらいまでの男女がいた。そこでは宗教に関する勉強や祈りの他に、誕生日会や仮装大会といったイベントがあり、必要があれば病院にも連れて行ってくれた。初めのうちは宗教に対する嫌悪感から活動に乗り気ではなかったが、そのような反発心は次第になくなった。滞在期間は一ヶ月と短かったものの、そこの教えを学ぶ中で、外見に対するこだわりは薄れ、それまでにはなかった両親に対する感謝の気持ちも芽生えた。

初めは嫌々だったが、そこにしばらく滞在したことは自分にとってよかったと田辺は話す。また宗教で変わったのは田辺だけではなく、母親もそうであった。田辺の話に耳を傾けてくれるようになり、過食嘔吐に対しても理解しようと努力をしている様子がうかがえた。周りが兄弟をほめると、「敬子もいい子だよね」とフォローしてくれるようになり、風俗で働いていたことを思い切って打ち明けると、「わかった、もう何も言わなくていいから」とそのことを受け止めてくれた。

しかし田辺には大きな悩みもあった。退学と休学を繰り返したため、現役生より四年も遅れをとっており、それでも大学に進学すべきかどうかがわからなくなっていたのである。田辺は考え抜いた挙句、退学を決意した。このまま大学に行っても就職はできないと考えたからである。また宗教施設に元看護師が多くおり、大卒でなくても安定した生活の得られる看護師になろうと考えたことも影響した。ただ退学をしたとはいうものの、過食嘔吐と戦いながら入った大学をあきらめたことに対する後悔は消えず、楽しそうに大学生活を送っている友達の日記をインターネットで見ては、悲しさと悔しさで一杯になった。その当時の田辺はそんな自分のことをメールでこう伝えている。

四月になってからは前向きになりましたがネットでみんなの状況を見てると、引きこもっている自分が、いや。普通に食べることが、当たり前に出来ることが、何で出来ないんでしょうかね。なんで、立ち止まってるんですかね。今思えば、休学した時の自分は今より全然まし。なんで、そこでそんな行動に出ちゃったんですかね。人生に起こる全ては意味がある、と本を読みました。これも意味があるんでしょうか？　そう考えると、涙が止まりません。

田辺の苦しみと並行するように、過食も再びひどくなった。また始めは嘔吐をしていたが、このときは嘔吐が難しくなり過食だけをし続けたため、一ヶ月で二〇キロも体重が増え、体重はパンの過食をしていた頃よりも多い八五キロになった。

しかしそんな田辺に大きな変化が訪れる。それは精神科医の小林との出会いであった。若手の女医の小林は温かく田辺を迎え入れてくれた。退学をしアルバイトもできず、家に引きこもっている田辺に対し、「今は休む時期なんだからゆっくり休めばよい」、「若いうちは悩んだほうがいい」と小林は田辺をやさしく励ましてくれた。さらに過食嘔吐が続くことに対しては、脳が食べさせようとするのに田辺が吐いてしまうため、また脳が食べさせようとするのだと説明をした。田辺にとってこの説明は腑に落ちるところが多かった。大量に食べてから吐くと、身体的な疲労は大きいが、その直後に来る脱力感はなぜか田辺に爽快感をもたらしていたからである。

小林との出会いにより、田辺は罪悪感を大きく減らすことができた。また、それまでは医師を信頼できず、処方された薬の服用を勝手に止めたりしていたが、小林に出会ってからは処方された薬もきちんと服用するようになった。

そしてこの年の秋は、私が田辺と初めて出会った時期でもあった。田辺とはその年の春からメールのやり取りをしており、私の調査に対し強い参加意欲を示してくれていたのであるが、太りすぎて外に出られないのでインタビューはメールのみにして欲しいとの要望があり、メールを通じて経過を聞かせてもらうというやりとりが続いていたのである。しかしそれから半年後の秋、田辺から「外に出られるようになったので会いたい」というメールが届いたのだ。

待ち合わせ場所に現れた田辺は、言葉とは裏腹に、「おしゃれでかわいいふつうの女の子」といった様相であった。ただメールで聞いていたように、田辺は確かに背が高く、そのために体型がひどく気になることもあったのだろうと予想ができた。私たちは駅近くの静かなカフェで軽食を共にしながら歓談をした。田辺にとってまだ慣れない外出であり、さらに私とは初対面であったため、ICレコーダーを挟んで質問をするというようなインタビューは必要以上の緊張を強いるのではないかと思い、控えた。以降、田辺と私はメールを通じてではなく、直接会って話すことができるようになり、翌年の冬からは本格的なインタビューが始まった。

＊

――二〇〇七年冬

小林と出会った頃から田辺の日常には少しずつ変化が起こり始めていた。外出できるようになり、まともな会話はほとんどなかった父とも言葉が交わせるようになった。またインタビューを始めた当初は、家では誰ひとり自分を理解せず、兄にひどい扱いを受けても自分を守らなかった両親に過食嘔吐の責任があると主張していたが、この頃になるとカウンセリングを受けるために一時間近くかかる道のりを黙って運転してくれる父や、自分をかばってくれる母親、「大学に行きたかったらもう一度いけばいい」といってくれる両親に、田辺は感謝の意を示すようになっていた。田辺はこう話している。

田辺　自分の昔を振り返ると、自分はひどい人間だったたって、思うんですよ（笑）

磯野　どういうことですか（笑）

田辺　なんか、父親も母親も悪くはないと思うし、なんか自分って最低だなあって思って（笑）

磯野　例えばどんなところが？

田辺　友達とか話していても、言わなくてもいい一言を言っていたような気がするし――

磯野　あ、敬ちゃんが？

田辺　私が。友達を無視したりとか、ちょっとやっていた気がするし。悪口も言っていたり、陰口いっていたり（笑）

磯野　中学？　高校も？

田辺　高校も…。だから。なんか、「自分ってすごい嫌な人間だな」って。だから、「振り返る機会を持てて、よかったな」とか、「そのまま行っていたら、私はどういう人間になっていたんだろう」って。そう思いますね。

磯野　お父さんもお母さんも悪くないっていうのは、どういう風に思うんですか？

田辺　ずっと、無視していたじゃないですか、父親を。それで普通に大学とかも行かせてもらったし、整形する時に、手術後に、（目にいろいろ）貼られたりとかして。サングラスとか、でっかい黒いサングラスとか（かけていて）。やっぱ術後の腫れとかすごかったりしたんで、でも仕事もあるのに、病院まで送ったり、迎えに来たりとかしてくれたし、そん時は所々無視していた時期だったので、すごいなあと。

磯野　いい話ですね。

田辺　なんか、父親はお酒を飲んで暴れたりとかもしないし、女癖も悪いとかもないし、友達の話を聞いていると、そういう父親の話があったりするので。「自分の父親ってすごいいい人だったのかも」とか思いますね。
磯野　お母さんに関しても同じように思うんですか？
田辺　思いますね。
磯野　それはどんな感じに。
田辺　なんか、本とか読んでいると「摂食障害ってわかっているのに、母親がそれでも責めてくる」とか書いてあるのをみると、やっぱ理解を示してくれるし、自分のことをかばってくれたりとかもあるし。「ところどころ、もっとわかってよ」と思う所はあるけど、母親も変わってきているし。最初は体型のこととかもどんどん言っていたけど、最近は言わなくなったし…してくれたし。
磯野　理解をしてくれるようになったということですか。
田辺　うん。理解をしてくれるようになったし。高校ぐらいまでは、私が強く言ったら、母親が強く言うってこともあったけど、だんだんそういうのもしなくなって、「ごめんね、ごめんね」って。（私が）いらいらして、声を荒げてたら、すぐそういう風に対処してくれたりとか。
磯野　なるほど。
田辺　サークルとか、合宿とか、夏休みの時とかも、結構お金を出したりとかしてくれてい

て、で、そのせいで家族の旅行がいけなくなったりとかあったんだけど。そういうの思うと、
「あー」って思いますね。
磯野　「あー」って。
田辺　親はすごいなと（笑）

＊

翌年、田辺は、一九歳の時から通っている民間のカウンセラーと決別した。カウンセリングを受けると調子が良くなったと感じることが多かったため、不定期ながらも通っていたのである。しかしこの年の冬、田辺は私に「聞いてもらいたいことがある」と切り出した。このカウンセラーから「裸になって自分を解放すれば、回復できる」と言われたというのである。彼からそう言われた際、田辺は勢いで、「いいですよ」と思わず答えてしまった。しかし彼から「後悔するといけないから、よく考えるように」と言われ、考え直した田辺はその提案を断ったが、それ以後も裸になれば治ると言われ続け、彼とのカウンセリングを続けるべきか、田辺は迷っていたのである。

この話を聞いた私は調査者としてどこまで言ってよいのかという迷いはあったものの、「今すぐそのカウンセラーとの面会をやめるべきだと思う」と田辺に伝えた。すると、田辺は『呪われそう』だから、関係を絶つのが怖い」と話す。なんとそのカウンセラーは、「思考を現実にできる」とか、「念を入れれば人も殺せる」といったことを言っており、田辺は恐怖感を抱いていたのである。私は、「そんなことが本当にできれば、彼は今頃もっと違うことをやっている。彼は、苦しん

でいる人の心の隙間に付け込んで、わいせつな行為をしようとしているとしか思えない」と話した。田辺はその後、彼とのカウンセリングを中止し、小林との診察に治療を一本化した。

＊

小林との出会いや、両親との関係の改善、カウンセラーとの決別を経験する中で、田辺はいまいちど将来について考え、大学生活をやり直す決断をした。つまり三度目の大学一年生である。

復学を果たした田辺の口からは、「なぜ昔は、あんなに体型のことを気にしていたのかわからない」とか、「今の体重は、最もやせていた頃よりずっと多いのに、それでも自分のことを以前ほど嫌だとは思わない」とか、ひきこもっていた二年前からは考えられない言葉が出るようになっていた。自尊心を回復し続けていることは、言葉だけでなく行動範囲の広がりからも窺えた。授業に出たり、交通機関を使ったりすることも問題なくできるようになり、途上国でボランティアをするサークルに入って、勉強会に参加したり海外へ行ったりして、活動範囲は大きく広がった。また「年上なだけあって、発言が大人だ」とサークルの仲間から言われたと嬉しそうに話してくれ、年齢や外見にかかわらず、自分を受け入れてくれる仲間に出会えたことに充実感を感じている様子が感じられた。

ただ充実した大学生活にともなって、過食嘔吐が良くなったとはいい難い側面もあった。田辺はこの年から大学の近くで下宿生活を送るようになっていたのだが、過食嘔吐は下宿先でも始まり、後期に入るとほぼ毎日行ってしまうことも増え、そのためにバイトを休むこともあった。友人と年齢を比較し、消えたくなるような思いに駆られることもあった。

しかしたとえそうであったとしても、これまでのように休学や退学に追い込まれてしまうことはなく、田辺は無事に二年生を迎えた。外見に関しては、「整形をしない、自分の顔の成長が見たかった」、「昔は大嫌いだったけど、今は親しみやすい自分の顔が好きです」と話し、その変化に私の方が驚いてしまうこともしばしばであった。

＊

田辺はその後、無事に大学を卒業した。卒業後は過食嘔吐を抱えながらも興味のあるフェアトレードの商品を扱う店や有機農法の食材を扱う店でアルバイトを続け、プライベートではインド料理やアーユルヴェーダを学び、好きなことに時間を割いた。興味のあること、好きなことを続ける中で田辺は人脈を広げ、二〇一四年の夏、インドにある日系企業で働かないかと声をかけられた。彼女はこの後インドへ旅立ち、慣れない環境と仕事に悪戦苦闘の日々を送っている。

第5章―誰が「やせ」を望むのか

私たちが何かをしたい、こうなりたいと感じるとき、それはどこからくるのだろう。私たちの社会では「それはあなたが決めたこと」といったように、人は自立した選択ができるかのような言い回しがなされることが多い。しかし文化人類学は、いっけん内発的に見える思いや感覚、ふるまいを社会の規範の内面化とみなす。つまり社会の要請が私たちの身体の内部に入り込んでいると考えるのである。

たとえば私たち日本人の社会では、女性は人前で胸部をさらしてはならないことになっている。なぜ隠すのかと聞かれれば、女性は「はしたない」とか、「マナーに反する」とか答えるであろう。しかし女性たちは生まれたときからそう思っていたわけではない。女性たちがそう思うのは、女性が胸部を公共の場でさらすのははしたないとする規範が存在し、それを成長の過程で内面化したからである。

しかし人前で胸部をさらすことが恥であるという考え方は普遍的なものではない。たとえばミクロネシアでは、女性が胸部ではなく太ももをさらすことがわいせつであると伝統的に考えられていた。アメリカの影響でいまはTシャツを着るようになったが、それまでは上半身裸で太ももは腰布で覆った女性たちをふつうに見ることができたらしい。ミクロネシアの人々にとっては、女性が短パンでいる方がよっぽど恥ずかしいことだったのである〔1〕。

いっけん内発的に思えるような感覚やふるまいを、文化といった大きなものの現れと捉える見方は文化人類学や社会学に限らず、人文・社会科学一般に広く共有される見方である。例えば女性学には「政治的なものは個人的なものである」というフレーズがあるし、精神分析家のラカンは「人間の欲望は他者の欲望である」という大変有名な一説を残している〔2〕。

それではこのことを踏まえ、ここまで紹介した四名の女性のストーリーを振り返ろう。彼女たちは生まれたときからやせたいと思っていたわけではない。彼女たちがそう思うようになるきっかけは、すべて外からやってきている。男子から言われた「（体型からして）生理になってるぞ」といった言葉、「あなたが縄跳びをすると体育館中が揺れる」と教員に皆の前でからかわれたこと、やせたら皆から褒められたこと、兄からデブと言われ続けていたこと、このようなできごとを通じて彼女たちは、自分たちの身体を見据える他者のまなざしを自分のものとし、やせなければならないと思うようになった。彼女たちは体型についての規範を他者の視線や言葉、ふるまいを通じて内面化し、やせ願望を持つに至っている。

生きづらさを抱えた彼女たちがその窮地から抜け出すために外見を変えようと思ったことは、おかしなことではない。外見は人の評価に著しい影響を与えるからである。たとえば『影響力の武器』の著者のロバート・チャルディーニ[3]は、よい外見が他者の好感度を上げる事実を数々の調査を例に説明する。そこで紹介されているのは、外見が魅力的な候補者はそうでない候補者よりも二・五倍獲得票が高かったとか、外見のよい人はそうでない人に比べ、才能があり、親切で、誠実で、知性があるという評価を受けやすいといった調査結果である。

チャルディーニの主張に対抗する言説として、「大事なのは外見ではなく中身」というお決まりのフレーズがあるが、もしそれがほんとうであれば、就活生はなぜ就職活動に際してあそこまで外見を変えるのだろう。就活生が外見にこだわるのは、清楚で謙虚、かつ知性があるというイメージを外見によって演出し、採用に結び付けたいからである。選択される者として、選択する側の期待を内面化し、それを外見で表現しているのである。他者からの受容は人間にとってもっとも根本的な欲望の一つであるゆえ[4]、他者から受容されていない、あるいはされたいと感じるとき、外見を変えようとすることは特におかしなことではない。彼女たちは、就活生が面接に当たって外見を一新するのと同じように、他者受容を求めてやせようとしたのである。

1　美しいやせた身体

身体観の変容

とはいえ、私たちの社会では、なぜやせていることが美しさの前提条件になるのだろうか。もちろん「デブ専」というように、太っている人に魅力を感じる人たちを指す言葉はある。しかしこれは、やせていることが美しさの基本条件であるという前提が共有されているからこそ生まれる言葉であって、美しさの前提が「やせ」から「ぽっちゃり」に移行したことを示唆する言葉ではない。太っていることが美しさの基準において外れたところにあるからこそ生まれた言葉なのである。そこでここでは、やせていることが美しいことの前提となる理由を探るべく、食料事情と社会階層、健康と自己管理、自分らしさと消費社会の三点から、やせた身体に迫ってゆくこととしよう。

食糧事情と社会階層

文化人類学者のペーター・ブラウンとメルヴィン・コナー[5]は社会構造と食料事情の観点から社会に共有される理想体型の変遷を調査し、美しさの指標がぽっちゃりからやせに移行する条件として、その社会が食料不足の危機を脱しているか否かがあると述べる。

人間の社会が、狩猟採集から農業や牧畜を中心とした食料を作り出す社会に移行し始めたのは約一万二千年前と言われている。新石器革命と呼ばれる狩猟採集から農業への移行は、それまでの社会とは決定的に異なる社会構造の醸成を可能にした。農業により生活を営むということは、獲物を求めて集落を頻繁に移動する必要がないということ、つまり食料の備蓄が可能になったということである。その結果一つのコミュニティは、より多くの人口を保持できるようになり、さらにそのコミュニティを保持するための政治制度や経済制度が、狩猟採集時代のそれらよりも複雑な形で成立した。

その中で必然的に生じたのが社会の階層化である。階層化によって利潤を得たのは言うまでもなく支配階級であり、それは食料不足の際に露わになった。比較的に平等に食料が分配される狩猟採集社会と異なり、農業による定住生活を行う社会において、そのような分配は起こらない。支配階級の者たちは、下位の者に食料を納めさせるため、下位の者よりも常に多く食料を備蓄することができ、飢饉の際にも餓えずにいることができる。つまり、飢饉にさらされるコミュニティにおいて太った身体は十分な食料にアクセスできることの象徴、つまり上流階級の証としてはたらいた。

ところが、社会の工業化が進むにつれ、状況は一変した。食料確保と備蓄の技術が進み、貧しい者でも簡単に太ることのできる社会が到来したのである。もはや十分な食料を備蓄できること、餓えずにいられることは富の証ではなくなった。むしろ大量の食べ物に囲まれた中でも、その誘惑に屈することなく、自らの選択において自分の身体をコントロールできることが重要になり、太っていることはむしろ病気の兆候とみなされる社会が訪れたのである。

しかし自らの身体を自分自身で管理すべきという考え、太っていると病気になりやすいといった考えはいったいどのように生まれたのだろうか。

自己管理により達成される健康と自己責任としての病気

二〇世紀後半に訪れた新しい医学のあり方を医師の美馬達哉[6]は「リスクの医学」と名付ける。これは既にある病気を治すのではなく、身体測定の結果や心理傾向、ライフスタイルといった多様なデータを統合し、病気のリスクを疫学的な観点から算出した上で、予防のための介入を行う医学のあり方のことを指す。

ここで美馬が批判的に指摘しているのは、病気にならないための食事や運動指導、あるいは定期検診の推奨といった形でリスクの医学が健康な人々のライフスタイルにまで介入しはじめたことである。つまり医学は病気の人の身体だけでなく、健康な人の身体までもその射程にいれることになったのだ。

そしてここから必然的に生まれるのが、健康は個人の責任において維持されるべきという考え方である。[*1] 現在のライフスタイルが未来の病気の有無に影響するとすれば、人は病気にならないライフスタイルを選択することで、病気になるリスクを自主的に低下させねばならなくなるし、医学的に好ましくないライフスタイルを選択する人は、未来の自分に責任を負っていないということになるだろう。

健康な人々の身体に介入するリスクの医学において、可視的にとらえられる身体のサイズは健康状態を判断するためのわかりやすい尺度となった。メタボリックシンドロームにおいて腹囲がその基準にされたり、ＢＭＩによって肥満度が判定されたりするように、太った身体はより大きなリスクを抱えた身体としてみなされやすく、それは必然的に自己管理が足りないことの証とみなされやすい。

現代社会において、やせて引き締まった身体が賞賛されるのは、健康は日々のたゆまぬ努力によって達成されるべきであるとする価値観を、やせた身体が体現するからと言える。やせた身体は二〇世紀後半になって現れたリスクの医学とも分かち難く結びついているのである。

一方、自己管理による健康維持という概念をうまくビジネスにとり入れ、それを現代社会のキーワードである「自分らしさ」や「個性」と巧みに結びつけたのが健康・美容産業である。

消費社会の中の「自分らしさ」

私たちはこうしたら未来が保証されるとか、これに依拠すれば世界は安寧というような社会全体の現在と未来を保証する「大きな物語」を失った時代に生きている。[7] 先祖から受け継がれてきた「伝統」が私たちの未来に適用できる保証はなく、高度な経済システムとされた資本主義は人々の格差をますます拡げ、民主主義が平等をもたらしたとはとうてい言いがたい。さらに宗教に代わって真実を提供するようにみえた科学は――福島第一原発事故の例が示すように――私たちに安寧な世界を提供するどころか、抱えきれないほどのリスクを背負わせることになった。*2 伝統も、資本主義も、民主主義も、そして科学も大きな物語としての力をすでに失ってしまったのである。

そんな私たちの世界において生き方の指針となるのが、自分らしくあること、個性的であることである。教育現場では個性を伸ばすことの重要性、就職市場では自己アピールの重要性がつとに叫ばれ、自分らしい人生を歩む人はあたかも理想であるかのような語り方がなされるが、そのような語りが散見されることこそが「大きな物語」を私たちが失った証左ともいえる。外側に絶対的なものがないからこそ、自らの内側に準拠点を探すよう私たちは求められ、それが「自分らしさ」や「個性」という言葉で表されているのである。[9]

とはいえ私たちは、どうすれば自分らしくあることができるのだろう。どうすれば個性的でいられるのだろう。個性的であるとは、言い換えると他者と何らかの形で異なることである。つまり私たちが自分らしさや個性を意識すればするほど、何らかの形で他者と自分を差異化させる手段、言い換えると自己をより望ましいステージに引き上げる手段を探さざるを得ない。それには給料の高い会社に就職するとか、人より早く結婚をするとかさまざまな方法が考えられるが、もっとも手っ取り早い差異化の手段がモノの消費である。

個性的であるとは、しばしば個性的なモノを持つことである。たとえばブランド物の財布に大金を払う人がいるのは、財布としての機能よりも、それが持つ差異化の力に魅せられるからである。限定品に価値を感じる人がいるのは、それが持つ希少性が他者と自分を差異化する記号として働くからである。

差異化を求める消費の中では、モノそのものの価値、つまり財布であればお金を入れられることとか、車であれば目的地まで行けることとかと同等、時にはそれ以上に、モノの持つ差異化力が重視される。しかし差異化による個性の獲得には終わりがない。他者が同じモノを持ってしまえば差異は消滅するため、それを克服するためのより微細な、あるいは新たな領域での差異化が必要となるからである〔10〕。

消費による差異化から逃れるどころか、その中にすっぽりと取り込まれているのが私たちの身体である。たとえばつい二、三〇年前は眉毛を整えている女子高生などほとんどおらず、ネイルといった言葉は存在すらしていなかった。眉毛はそのままでよく、爪は爪切りである程度の長さにしておけば事足りた。しかし今はそれでは済まされなくなり、眉毛を整えたり、ネイルをしたりすることはすっかりおなじみの風景になった。加えて近年では美しい歩き方といったふるまいを手に入れるための講座や、引きしまった体幹や二の腕など身体そのものの形を整えるためのエクササイズもごく一般的なものになっている。

消費社会の中で、私たちの身体はいつしかそのままにしておいてはいけないものとなり、私たちが気を払わねばならない身体の領域はますます拡大した。さらにその身体への執拗なる気づかいは、表面を飾ったり、刈り込んだりするにとどまらず、脂肪をそぎ落とすといった身体の深部にまで入り込み、その気づかいの形態は、自分の身体の状態を気に掛けるという点で、自助努力によって健康を維持せよというリスクの医学と親和性を保つ。終わることのない差異化の欲望は、リスクの医学と結びつきながら、私たちの身体の深部までその射程に入れたのである。

身体はそれが住まう社会の価値観を生き、映す。[11]美しいとされる身体は社会の何らかの価値観を体現するから美しいとされ、醜いとされる身体は社会において軽蔑される人間像を体現するから醜いとみなされる。やせた身体が美しいとされる理由は、誰でも太ることのできる時代が到来したことだけではとらえきることができない。健康はたゆまぬ自己管理のもとに達成されるという病気の自己責任論、自分らしくあることを讃える世界、差異化の欲望を原動力とする消費社会との交錯点に、やせた身体は現れる。自分の生き方に責任を持ち、生き生きと自分らしく未来を切り開くという、現代社会が理想と仰ぐ人間像がやせた身体には刻まれているからこそ、多くの人がいまよりも良い人生を歩むためにやせようとするのである。

2　やせ願望とジェンダー

やせた身体を語る上で欠くことができないのは、なぜ女性は男性よりもやせたいのかというジェンダーの問題である。

日本は若年女性のやせ過ぎが国家レベルで問題となっている国である。日本政府は二〇〇〇年より国民の健康増進を推進すべく「健康日本21〔12〕」を発足させた。その中の目標の一つがやせ過ぎの二〇代女性の削減である。目標値は一五パーセント以下であるが〔13〕、「健康日本21」が制定された二〇〇〇年から二〇一二年に至るまでその割合は二四パーセント前後で、ほぼ横ばいであり〔14〕、目標達成には至っていない。加えて二〇一二年には三〇代女性のやせすぎも、前年の一三・四パーセントから一七・一パーセントまで増加し〔14〕、この世代でも目標値を下回ってしまった。またここで興味深いのは、やせ過ぎの女性は四〇代以上になると減り始めること、一方、男性のやせにはこのような世代格差が見られないことである。[*3]

ところで、やせ過ぎの女性が多い二〇代と三〇代は、女性が結婚を現実のものとして意識し始める時期である。[*4]やせ過ぎの女性が多くなる時期と結婚はなんらかの形で関連するのだろうか。

ここで二〇一〇年に実施された、『第一四回出生動向基本調査〔15〕』の調査項目の一つである結婚相手の条件として考慮・重視する項目を見てみよう。まず男女ともに「重視」あるいは「考慮」されているのは、人柄、家事の能力、仕事への理解、共通の趣味である。一方、男女で明確な差が出ているのは、経済力、職業、容姿、学歴の四項目だ。これら四項目の結果を見ると、女性の場合、これらすべての項目で「重視する」あるいは、「考慮する」と答えた人が五〇パーセントを超えているのに対し、男性の場合、五〇パーセントを超えているのは「容姿」のみである。また「考慮する」を除いて「重視する」だけを見ると、男性の回答においては「容姿」（二二・九パーセント）が、「学歴」（二・七パーセント）「職業」（五・〇パーセント）「経済力」（四・〇パーセント）に比べて突出して高い。この結果は、男性は結婚するにあたり女性に容姿しか求めないが、女性は男性にオールマイティを求めるという現代女性の要求の高さを示すのだろうか。

しかしそう結論付ける前に、少し立ち止まって考えてほしいことがある。

まず経済力と職業と学歴は高い連動性を持つ。たとえば厚生労働省が二〇一二年に実施した調査によると[16]、大学院・大学卒の平均収入は男性が約四〇〇万円、女性は約二八〇万円であるのに対し、高卒の平均収入は男性が約二八五万円、女性が約二〇〇万円である。これだけでも学歴と経済力の連動はすでに明らかであるが、このデータに出身大学による給与差を加えると、その連動はさらに露わとなる。たとえば株式会社インテリジェンスが行った大学別の収入ランキングによると[*5、17]、上位五位にランクインしているのは、東京大学、一橋大学、京都大学、慶応義塾大学、東北大学であり、一位の東大の平均収入は七二九万円、五位の東北大学のそれは六二三万円であり、大学院・大卒の男性の平均収入のはるか上を行く。

またこの調査結果だけでは、結婚相手に望ましい職業が何であるかは不明であるが、望ましい職業の中に収入の高い職業がはいっていることはまず疑いなく学歴、経済力、職業は連動する項目といえる。

一方、偏差値の高い学校に外見のよい生徒が集まるとは限らないことから、男性が結婚相手に求める容姿は、学歴、職業、経済力とは独立した変数であるとみなすことができる。つまり『第一四回出生動向基本調査』の選択項目である容姿、職業、経済力、学歴において、後者三項目は結婚相手の条件において言葉を換え同じことを聞いているといえるため、この結果から女性が男性にオールマイティを期待していると結論付けることは難しい。

ここでさらに注目したいのが、学校教育である。学校教育は表向き男女平等であり、学歴を達成することで職業達成もなしうるとの教育が一般的になされる。そしてこれは男子の場合、結婚を考えあわせても矛盾はしない。職業達成がなされれば、経済力が保証され、それは自らが望む結婚に結び付く可能性が高いからである。一方、女子の場合、学校教育とは矛盾した現実、すなわち学校教育では表だって評価対象となることのなかった容姿が自己の評価を決定するという現実に結婚というライフステージで直面せざるを得なくなる。『第一四回出生動向基本調査』の結果は、学校で女子が受ける教育と女性が直面する現実が矛盾をはらんでいることの証左であり、また二〇代、三〇代にやせすぎの女性が多いことは、その現実に女性が気づいていることの表れとも読めるだろう。

女性の身体の方が男性よりも容姿に関する文化的価値観の影響を受けやすいことは社会の形態を問わずに支持されている結果である。〔5〕つまりこれは傾向として女性が選ばれる性であり、男性が選ぶ性である傾向が強いことの現れと言える。*6 そして『第一四回出生動向基本調査』の結果に沿えば、日本社会はその傾向を如実に示す。

見た目がよければこんなに苦労しなくても楽しい人生を送れる。器量がわるいわたしはこんなに勉強しても人並みの人生も送れない。

勉強をして成績がトップクラスになった結城が中学の時に感じたことは、ある意味社会の現実を射ているのである。*7

ところが、やせすぎの女性を減らす対策として政府が打ち出しているのは、栄養学的に正しい食生活を推進し、適正体重を維持させることである。(12) そこには男性が容姿のよい女性を選びたいということと、容姿がよいことはやせていることであるという規範への配慮はみられない。やせることは否応なしに比較と競争を伴う。女性全体の体型がやせに転ずれば、そこでまたさらなる比較と競争が始まり、その競争の中にはその競争の中にいない男性に受容されたいという欲望、容姿のよい女性を選びたいという男性側の欲望が潜む。（当然のことながら逆も同様で、男性も「経済力のある男性に選ばれたい」という女性の欲望にさらされる。）若い女性のやせ過ぎには明らかにジェンダーの問題が絡んでいる。やせ過ぎの女性をピックアップし、適正体重と栄養学的に正しい食べ方を指導すれば解決する話ではとうていない。

私たちは男性に、あるいは女性にどうあることを望んでいるのか、そして、なぜそうあることを望むのか。私たちは幼いころ、男女についてどのような教えを受けたのか、私たちは子どもに男女差についてどのように教えているのか。そしてそれは男性の生き方に、女性の生き方にどのような影響を与えているのか。そのようなところまで男女双方の視点を含めて考えなければ、この国における若年女性のやせ過ぎの現状、さらには他者受容を求めて懸命にやせようとする女性がいる現実の本質を理解することはできないだろう。「人間の欲望は他者の欲望である」とラカンが述べるときの他者は、特定の他者では必ずしもない。ラカンの述べる他者には、特定できない「大文字の他者」、つまり私たちの社会を包み込み、そこからその社会の構成員に訴えかけ、暗黙の裡に私たちをある方向に動かすような漠然とした「大きな他者」も含まれることを忘れずにいたい〔4〕。

変わるべきは女性の心――摂食障害センター設立に向けての第二回講演会

二〇一三年十一月十三日、神戸市産業振興センターにて、「摂食障害センター設立に向けての第二回講演会」が実施された。摂食障害の公的専門治療機関設立を目指す医療者によって主催されたイベントである。この中で摂食障害の社会的側面についての講演を行ったのは、日本摂食障害学会の名誉会員である医師の末松弘行氏であった*8。

末松氏は、やせた西欧のモデルがテレビで放映されるようになってから、やせ願望が増加したというフィジーでの調査報告や、ファッション雑誌VOGUEがやせ過ぎのモデルを使うことをやめた話をとり上げ、摂食障害の増加とやせ礼賛のつながりについてふれた。末松氏の引用したフィジーでの調査〔20〕およびVOGUEのやせ過ぎのモデルの掲載の取りやめ〔21〕は、いずれもメディアのイメージが女性のやせ願望に拍車をかける懸念を表明したものであるが、末松氏はこの二つの引用からなんと真逆の結論を引き出す。この二つの引用の後、末松氏はやせすぎの女性にすら「さらにやせたい」という願望があることを東京都で実施されたアンケートを用いて示した。そしてその次に、「みんな心がやさしくて、すごくアクティブ、いつもハッピー。内面が素敵だと自然にきれいになれるんでしょうね」という二〇〇七年にミスユニバースに選ばれた森理世の言葉を紹介し、[*9]「このような考えを若い女性が持つことができれば、女性のやせ願望も少しは修正されるのではないか」とフロアに投げかけ、講演を閉じた。

末松氏の議論を簡単にまとめると、やせ願望の根本的な原因は若い女性の心のあり方にあるということになる。末松氏の結論は「自己の欲望は他者の欲望である」とするラカンとは遠く離れた場所にあるようだ。

ちなみに末松氏が引用したミスユニバースの森理世のＢＭＩは一七・八。[*10] 評価基準に照らし合わせると立派なやせすぎである。

第2部

医学的視座

「摂食障害」の治し方

「若い女性の心のあり方が変われば、若い女性にみられるやせ願望は修正されるのでは」と提言する、前章で紹介した末松氏のような考え方は、国内で摂食障害の臨床・研究を牽引する医療者に共通した見方といえる。たとえば、摂食障害に関する論文や一般向けの著書が多い精神科医の西園マーハ文[1]は、「ダイエットブーム原因説」(p.274)が摂食障害の予防学に混乱をもたらしていると述べる。

特に、精神医学以外の社会学、女性学、教育学などにおいては、痩身を美と規定する文化を摂食障害の原因と捉える考え方が強く、痩身女性をもてはやすメディアのあり方、社会において女性が外見だけで判断される風潮に対抗することが摂食障害の予防につながるという主張が多い。摂食障害の「原因」は、英語で言えばcausesという複数形であり、遺伝負因、両親のアルコール依存やうつ病などとの関連、虐待体験、本人の性格、またダイエットブームなど、その個人によってさまざまな要因が素因、引き金、症状持続因子、再発因子として働くと考えられる。個人を治療する立場からいえば、メディアにさらされる若者全員が摂食障害になるわけではないこと、また、ダイエットブームのない時代にも症例報告があった点から、個人の特性の検討は欠かせないのだが、このような考え方は、摂食障害を個人の問題として矮小化してしまうという批判も見られる。(p.273–274; 圏点筆者)

ダイエットブーム原因説は、個人の特性を考慮せず、メディアの受け手を一様のものと考えるところに、医学的な難しさがあるといえるだろう。（p.275; 圏点筆者）

教育現場や社会学、女性学などの分野では、ダイエットブームが摂食障害を作ると考えるため、スクリーニングはやせ願望について行うという発想が強い。（p.277; 圏点筆者）

このような議論に基づき西園は、行き過ぎたダイエットの危険性を教育して摂食障害の発症を予防しようとする一次予防より、スクリーニングによって体重が激減した者や、無力感が強い者を同定して、早期に介入をし、病気の影響を最小限に抑える二次予防がいま最も求められていると主張する。すなわちこれは、若い女性の心を修正すればやせ願望は緩和されるのではと問いかける末松氏と基本的に同じフレームワークである。

西園の批判には、教育学、社会学、女性学の主張としながら心理学者が書いた論文を引用していたり、現在の人文・社会学の主要理論において「メディアの受け手を一様のもの」と考えることはそもそもありえないなど、不適切な点が存在するが、とりあえず西園の力点は、社会・文化的な背景よりも個人の特性に治療者は配慮すべきという点に集約されるといってよいだろう。また、このような姿勢は、西園だけでなく国内の研究者・臨床家に共有されているスタンスであり、[*2] この考え方こそが拒食と過食の治療から社会・文化的背景を排除し、〝摂食障害〟の「患者」として個人を修正するという見方を可能にしているのであるが、個人を修正するとは具体的にはどのようなことなのであろうか。

第2部では個人の特性を見るという医療の方法を「還元主義」と名付けて概観した後、自らを摂食障害の患者と自認する人たちが、医療の枠組みを使いながら、そこから抜け出そうとする実践のあり方を見てゆくこととしよう。

第6章　還元主義

「個人を見よ」という医学の教え

摂食障害に関する代表的な議論を分野問わず通読すると、原因や症状の維持に関与するとされる要因は、時代や学問領域によって変化を見せるものの、原因や症状の維持のメカニズムは、すべて同一のフレームワークによって理解されていることがわかる。私はこのフレームワークを「本質論」と「生体物質論」よりなる「還元主義」と名付け、そのフレームワークにおいて変遷する原因論とそれに基づく治療を整理することとした。

「還元」とは「根源に復帰させること。もとに戻すこと」[6]、「還元主義」とは「世界の複雑で多様な事象を単一レベルの基本的な要素に還元して説明しようとする立場」[6]のことを指す。たとえばダウン症候群の場合、先天性心疾患や消化管奇形といったさまざまな症状が現れるが、これらの症状は二十一番染色体が一本過剰に存在していることにより説明される。[7]つまりこの場合、遺伝子という身体の基礎的レベルの要素にダウン症当事者の症状が「還元」されている。

摂食障害の医療モデルにおいて見られる還元は、ダウン症ほどシンプルではないが、症状の原因を探し当てる方法として還元を用いていることに変わりはない。ダウン症と異なるのは、その原因が複数の基本的な要素に落とし込まれていくことである。まず摂食障害の還元主義は、個人を心と身体の二つにわけ、そのそれぞれのどこに問題があるかを精査する。つまり症状は心と身体をそれぞれ構成するパーツのどこかに問題が起こっているから発現していると捉えるわけである。私は摂食障害を心の問題とする見方が、摂食障害は食ではなく心の問題、すなわち問題の本質は心理的な箇所にあるとみなすことに着目し、こちらを「本質論」と名付けた。一方、摂食障害を身体の問題ととらえる見方は、身体を物理・化学的な手法で分析できる物質とみなしているため、「生体物質論」と名付けることとした。

1　還元主義とは何か　本質論と生体物質論

(1) 本質論

本書における本質論とは次のようなものである。

過食や拒食といった摂食障害の症状の本質は、思春期の葛藤や、家族間の軋轢から生じる精神的圧迫といった、いわゆる症状と呼ばれる現象の外側にある。すなわち、拒食や過食のような、摂食障害を特徴づける現象は、このような問題の表れに過ぎない。

本質論は問題の本質を症状そのものの中ではなく、それを表出させているとする心理的要素の中に求める。したがって心理的な問題を解決すれば症状としての拒食や過食は理論的には消失することになる。

性から家族へ

本質論の歴史は古く、その立場を理論的に明確に打ち出したのは、精神科医のジークムント・フロイトとピエール・ジャネである。*3 二人は食欲をリビドーや生殖の象徴的表現であるとみる精神分析に基づき、拒食症の原因をとりわけ口唇期における性発達の失敗であるとみなした。〔10〕二人の見解は一九三〇年頃になると注目を集め、医師との継続的な面接の中では自らの女性性に問題があることを患者に気づかせることが目的となり、未発達の生殖器や萎縮した胸などが患者の性の未発達の証拠として考えられるようになった。しかしこのような身体兆候は拒食症の原因ではなく結果であることが徐々に明らかになり、また精神分析に基づく治療は臨床でそれほどの成果を上げることができず、徐々に行き詰まりを見せるようになる。〔11〕

それと入れ替わる形で現れたのが、摂食障害の発症と親子関係を関連づけるモデルであった。親が摂食障害の発症に関わるか否かについてはおよそ半世紀にわたる議論があるため、ここではこのモデルを「家族モデル」と名付けることとする。

家族モデルの土台をつくったのは、アメリカのドイツ系精神科医ヒルデ・ブルックである。ブルックは、母親の子どもへの過干渉や母親が自らの女性性を受容できないことが、摂食障害を生み出す子どもの心理を作ると考えた。たとえば過干渉な母親のもとで育てられ、母親の期待に沿うことばかりを気にかけて成長した子どもは、その代償として自分の感情がわからなくなったり、自分の考えを言葉で表出することが苦手になったりし、乗り越えられない困難にぶつかると、それを言葉で表現できず、やせることでそこから逃避してしまう。あるいは母親が自らの女性性を十分に受容できていない場合、それが子どもにも伝染し、子どもの成熟拒否を引き起こす。子どもはやせることで自分の身体が女性らしい丸みを帯びたものに変化することに抵抗しようとするのである[12~13]。ブルックが展開したこのような家族モデルは臨床家に広く受け入れられ、サルバドール・ミニューチン[14]やマラ・セルヴィニ＝パラツォーリ[15]といった家族療法家により体系化され、臨床で広く用いられるようになった[10]。

そしてこの時期、欧米以外の地域で唯一患者が急増したのが日本であり、日本でも家族モデルが同様に展開された。日本における家族モデルの初めの提唱者は、二〇世紀後半に国内の摂食障害の臨床・研究を牽引した下坂幸三である[16]。たとえば下坂は一九六一年の論文で、次のように述べる。

青春期やせ症の心性の核心をなすものは成熟嫌悪の態度であり、その内実は女《性》であることと、女《性》になることに対する嫌悪、拒否である（中略）この特異な態度の成立の最大の準

備条件は、母（または母代りの者）－娘関係の障害のうちに求めることができる。(p.1079)

下坂はこの論文以降もこの病気の中核にはいびつな母－娘関係があることを一貫して唱え続け[17〜19]、彼の主張は医療専門家や在野の支援者に広く受け入れられることとなる。[20〜27]

さらに一九九〇年代に入ると、国内では、精神科医の斎藤学[28〜29]と臨床心理士の信田さよ子[30〜31]により、摂食障害を嗜癖の枠組みで解釈する、これまでとは異なる視点の家族モデルが展開された。嗜癖とはアルコールや薬物依存など一般的に逸脱とされる習慣への執着のことを指し、食への逸脱したこだわりとして考えられる拒食や過食もその範疇に入る。拒食や過食の根本には母子の不適切な関係性があり、それが拒食や過食という嗜癖として表れているため、その不適切な関係性を解消しなければ食の問題は消失しないというのが斎藤と信田の主要な論点の一つである。このように二〇世紀の後半から終わりは、原因としての親子関係に多大な注目が集まった時期であった。しかしこの後、親子関係にすべてを集約する見方は収束してゆくことから、この時期の家族モデルを「第一次家族モデル」と名付けることとしよう。

摂食障害の患者が多様化し、研究が蓄積される中、不適切な親子関係が摂食障害の唯一の原因であるという第一次家族モデルは多くの批判を浴びた。例えば、そのような母子関係は摂食障害発症後に確立された関係であることが明らかになったり、モデルから父親が完全に抜け落ちていることが問題視されたりするようになった。[9] さらには、母子関係に原因を還元することで摂食障害の患者が増加する基盤となっている社会構造が隠蔽されてしまうことが問題視されたり、このモデルを内面化した当事者や家族が必要以上に母親を糾弾し、それが新たな家族問題をつくり出してしまうという弊害も精神科医[32~33]や社会学者[34~35]から指摘されたりした。その後、摂食障害は一つではなく生物的要因も含めた複数の要因の絡み合いにより発症するという多元的モデル*4,[36]が主流になり、第一次家族モデルは衰退してゆくことになる。

しかし家族に原因を求める見方がすでに過去のものになったわけではない。第一次家族モデルは原因論の中核からは退いたものの、原因の一つという形で多元的モデルの中に脈々と息づいているからである。ここでは多元的モデルの中に原因の一つとして息づく家族モデルを「第二次家族モデル」と名付けることにしよう。

多元的モデルの中にある「第二次家族モデル」のあり方をよく示しているのが、摂食障害の豊富な治療経験を持つ、精神科医の大河原昌夫の論である[4]。まず彼は著書の中で、原因の追究よりも回復に有効な方法を模索することが重要と述べ、摂食障害の原因は家族にないことを繰り返し強調する。特に「母親の愛情不足が原因」という説は、回復を導くどころか本人の状況を悪化させる可能性があるとして、両親と子供の前ではっきりと否定すると語気を強める。しかしここから大河原の論は錯綜する。なぜなら大河原は、一方で親は原因でないと強調しつつ、一方で、問題のある親の態度を次々と列挙し、それらは第一次家族モデルで問題があるとされた親の特徴とほぼ同じだからである。たとえば、大河原は「夫婦間の問題を子どもに愚痴る母」、「親の機嫌をうかがって親に言いたいことが言えない子ども」、「夫婦の問題を解決しようとして無力感にさいなまれる子ども」、「親族の自殺や不倫など家族が意識しているが、触れることが禁じられている家族」などを問題のある親子関係としてあげているが、前者三つは、先に論じたブルックや斎藤や信田によって指摘されたものとほぼ同じであるし、「触れてはならない話題のある家族」については「葛藤回避」という言葉で家族療法家のミニューチンにより指摘されている。

第二次家族モデルにおける一般的なスタンスは、親を糾弾するのではなく、回復を目指すうえで欠かせない支援者と捉え、回復にはどのような家族の理解と支えが必要かを、臨床医とともに模索しようというものである。[5, 37〜43] そして、大河原の著書のように、専門医が一般向けに書いた本の中には、親（母親）の育て方が原因ではないことをはっきり明言するものもある。[33, 44〜46] しかし親を原因論から退ける一方で、これら専門医の著書を見ると、過保護や過干渉、期待のかけすぎ、親子の近すぎる関係といった第一次家族モデルにおいて問題視された親の特徴が、変化を促されるべき姿勢として引き続き記されている。[36, 41〜42, 44, 47〜48] つまり、第二次家族モデルは原因論の中で占める領域を縮小させただけで、その内容は第一次家族モデルとほぼ同じなのである。

心理的問題の表出・逃避行動

家族モデルの勢いは衰えたが、摂食障害は食の問題ではなく、より深層にある心理的問題の表れであるという本質論は摂食障害の臨床・研究において今でもスタンダードな考え方である。例えば、国内における摂食障害研究・臨床の第一人者のひとりである精神科医の切池信夫[36]は、「摂食障害は心の問題を回避するための代理症状で不適応解決策である」（p.171）と、問題の本質は拒食や過食といった現象そのものにはないことを明確に述べる。

切池と並んで第一人者の内科医の鈴木眞理[42]は、過去に戻って拒食症の原因となった犯人探しをするのではなく、「やせ」を継続することで、患者は社会生活を送る上で抱えた悩みや、成長の過程で抱えた内的葛藤から逃避することが可能になっていること、すなわち患者は「やせ」に守ってもらっていることを家族が認識し、当事者の身の丈にあった問題の解決方法を共に模索する中で、最終的には当事者が自分自身で意思決定ができるように支えることの重要性を語る。

切池や鈴木のように、摂食障害の症状の本質を心理的な葛藤や苦しさの表れと捉える見方は、現在の摂食障害の専門家に共通して見られる認識であり[33、38、49〜54]、この見方は臨床家だけではなく、当事者であった人々[55〜56]、さらには民間で摂食障害の当事者の援助に当たる人々にも広く共有されている[24、57]。つまり本質論は、原因は複数とする多元的モデルにおいてもその中核を担っているのである。

(2) 生体物質論

本質論と並んで還元主義を構成するのが生体物質論である。本書でいう生体物質論とは次のようなものである。

> 生体は、物理・化学的な手法で観察が可能な物質の集合体である。したがって、拒食や過食といった摂食障害に特徴的な現象は、遺伝子やホルモンといった、生体を構成する物質の、何らかの異常に起因する。

生体物質論は右に示したように、症状の原因を生理学的な要素に還元する。歴史的にみると、下垂体の機能低下が拒食症の原因と考えられていた二〇世紀の初頭を除いて[9]、生体物質論は二〇世紀の終わりまで摂食障害の原因論においてあまり大きな役割を果たしてはいなかった。患者が先進国に集中し、そのうちの九割が女性という他の精神疾患にはみられない疫学的特徴を表したため、研究の関心が心理的なものと社会・文化的なものに集中したからである。(とはいえ第2部の冒頭で示したように、ダイエットをしたからといって全員が摂食障害になるわけではないという理由から、臨床では、患者個人の心理的特性に注目が集まった。)

しかし一九九〇年代後半に入ると、摂食障害の生物的側面に注目が集まるようになり、親族内に摂食障害を発症した者がいないかを調べたり、一卵性双生児で片方、もしくは両方が摂食障害を発症した例について調査をし、摂食障害との関連を調べたりといった研究がおこなわれるようになった[58]。また第二次世界大戦中に行われた「ミネソタ実験」という半飢餓実験の被験者の状態が摂食障害の症状によく似ていたことから、これを傍証に、摂食障害の症状は飢餓により引き起こされるという考え方も増え始めた[5、59〜61]。

さらに近年では、双子研究やミネソタ実験といった間接的な形ではなく、体内の生体物質にダイレクトにアプローチする研究も多く実施されている[62〜64]。特にその中でも注目されているのは、摂食の調整にそれぞれ拮抗して働くレプチン、グレリンといったホルモン[65〜67]、うつとの関係でなじみ深いが実は摂食調整にも深くかかわるセロトニンであり[68〜71]、また遺伝子研究では、過食症と第一〇染色体との相関が示唆されている[72]。

しかしこれら物質との相関関係がみられたとはいえ、これらが唯一の原因とみなされているわけではなく、また遺伝子については、特定の遺伝子異常が症状を誘発するのではなく、関連のあるいくつもの遺伝子の相乗的効果が発症率を上げるとみなされるにとどまっている〔58〕〔73〕。つまり生物的要因も考えうる一つの要因であり、それ以上でもそれ以下でもないのである。

(3) 折衷型

さてここまで拒食や過食を心理的な問題の表出と捉える見方を本質論、身体の問題と捉える見方を生体物質論として論じてきたが、この二つの折衷型に位置するものもあり、それが摂食障害と他の精神疾患の併存である。摂食障害の患者がうつ病や躁うつ病を併発していることが多いことは以前から指摘されているが〔74〜77〕、それ以外にも不安（社交）障害や強迫性障害、パニック障害、アルコール依存症など〔78〕、さまざまな精神疾患との併発が指摘され、最近注目されているのは人格障害の併発である＊5、〔79〜81〕。

本研究のフレームワークに照らし合わせると、これら精神疾患が摂食障害の症状を二次的に表出させていると捉えるのであれば、併発についての議論は本質論に属するといえるが、摂食障害との併発が指摘される精神疾患については、遺伝子のような器質的要素があるという見方も強い。したがって、併発に関する議論は本質論と生体物質論の折衷型とみることができる。

2 還元主義に基づく代表的な治療

摂食障害の治療法は多岐にわたるが、こちらも「還元主義」のフレームワークを適用することができる。ここでは過食症の治療に効果があるとされる対人関係療法と認知行動療法、拒食症の治療に用いられることがある行動療法について簡単に解説する。

(1) 本質論的治療——対人関係療法

本質論を体系化した治療として、過食症の治療に効果的とされる対人関係療法がある。対人関係療法とは、現在抱えている対人関係上の問題に対する対処方法を学ぶことで症状の寛解を目指す心理療法である。[33][83] 対人関係療法に関する著書が多く、摂食障害の臨床経験も豊富な精神科医の水島広子は、摂食障害の場合、症状がコミュニケーションの手段として使われている場合が大変多いことを指摘し、次のように述べる。

摂食障害の人を見ると、明らかに病気がコミュニケーションの代わりをしているということがわかります。制限型の拒食症の人は、自分の辛さを「やせること」で表現しています。過食嘔吐症状を持っている人は、対人関係のずれに直面したときや、トラブルに見舞われたときに、症状がひどく出ます。本当は言葉で「辛い」ということを表現すべきところ、表現できないために、症状がそれを語ってくれるのです。[33]（p.183）

水島がここで述べているように、対人関係療法では対人関係のストレスから過食や拒食が生じると捉えるため、ストレスの原因となっている対人関係の問題を複数の手法を用い解消しようと試みる。[84]症状をストレスマーカーとみなしている点で、対人関係療法は症状を心の問題に還元する本質論の立場を明確にとる治療法ということができる。

(2) 生体物質論的治療――行動療法

摂食障害を身体の問題としてとらえる生体物質論においてもっともポピュラーなものは薬物療法と行動療法、そして栄養指導である。しかし摂食障害にはてきめんな効果を表す薬物療法は確立されておらず、また栄養指導が摂食障害治療の中核となることは少ないため、ここでは生体物質論的な考えを体系化した治療法として、拒食症の治療に取り入れられることがある行動療法についてふれることとする。

行動療法では、摂食障害に特徴的な多くの症状は飢餓状態から発生しているという考えのもと、医師、患者、家族同意の上で、患者の行動に制限を設けて強制的に体重を増加させ、体重が回復するとともに、制限を緩めてゆくという治療方針をとる。[59][85]そこで設けられる制限は、たとえば外出禁止、面会の禁止といったものであり、体重が増える、あるいは段階別に設定されたカロリー摂取の目標値を達成すると、それらの制限が徐々に緩和され、ラジオを聴く、散歩をするなどといったことが許可される。食べたら、もしくは体重が増えたら制限が取れるという条件付けを用いた行動療法は、一九七二年により精神科医のアルバート・スタンカードにより紹介され、拒食症の治療に目覚しい効果があるという報告が一九七〇年代に次々となされた[59]。日本では行動療法に心理療法的な側面を組み合わせた行動制限療法として内科医の深町健により広められている[86][87]。しかし短期間で効果が現れる一方で、退院したあとすぐに病院に戻ってきてしまう再発例も多いことが、問題点として指摘されている[87]。

(3) 折衷型治療法——認知行動療法

本質論と生体物質論の折衷型が、過食症の治療に効果があるとされる認知行動療法である。認知行動療法は行動療法との融合によって二〇世紀後半に生まれた比較的新しい治療方法である。刺激を操作し、患者の行動変容を促す行動療法に対して、認知療法は刺激に対して人間が行う解釈を行動の媒介要素として捉え、その解釈に変容を起こすことで患者の行動変容を促す[88]。認知行動療法で特に着目されるのが、本人が意図せずとも自動的に浮かび上がってくる思考やイメージとしての「自動思考」と、自動思考の基盤となっている「中核的な思い込み」である[89]。

精神疾患の患者に往々にして認められる自動思考と中核的な思い込みから生まれる思考パターン（例　全か無かの思考、自責思考）は、否定的な感情や不適切な問題処理行動を引き起こしやすい。したがって、それを矯正することで、否定的な感情を軽減させ、より適切な問題処理を導こうとするのが認知行動療法である[90]。

まず過食症の認知行動療法において特に重点が置かれる自動思考や中核的思い込みは、体型や体重に過剰に依存した自己評価と、それに先立ってしばしば存在する、極端に低い自尊心や完璧主義である[91]。認知行動療法にもさまざまな方法があるが、ここでは過食症における認知行動療法の権威であるクリストファー・フェアバーンによる概説を参考にすることにしよう[50][91]。

まず治療の第一段階では、行動変容に重点が置かれる。極端な食事制限と過食排出行動のサイクルを打ち破るため、治療者は、嘔吐や下剤乱用の副作用や、体重調整に関する正しい知識を患者に与える。また一日に三回の食事と二回の間食を規則正しく取ることによって、食事に関するコントロールの感覚を取り戻すよう指導し、さらに週に一度の体重測定で規則的に食事を取っても体重は大幅に急増しないことを実感させる。またこうすることで、身体は生理的に安定し、生体のリズムの崩れによって引き起こされていた認知のゆがみもある程度矯正される。そしてこの段階で最も重要なのが、食事記録の作成である。患者と治療者の双方が、過食排出行動のきっかけとなる出来事や感情について理解するため、患者は食事の内容から、代償行動の有無、食事の際の思考から感情に至る詳細な食事記録を求められる。加えて過食排出行動が起こりやすい状況に陥ったときに、それに代わる楽しくて実行可能な行動のリストを作成するよう指導される。

治療が第二段階に進むと、その焦点は認知的側面に移行する。第一段階において、食事をコントロールする感覚や、過食排出行動を引き起こしやすい感情と思考および状況について理解を深めている患者は、過食排出行動につながる思考や感情がどのようなもので、その思考や感情は適切なものであったかという認知に関する自省を食事記録に基づいて行う。そして、治療者は、患者自身が自らの思考の誤りと、それによって誘発される否定的な感情の繋がりに気づき、より現実的な思考に基づいた行動が取れるよう援助する。また食事においては、それを食べることで過食が始まってしまうと信じている食べ物を通常の食事の中に取り入れ、それらの食べ物に対するコントロールの感覚を取り戻すことが目指される。

治療の最終段階では、治療で起こった行動や認知の変容を継続させるための戦略が練られる。この段階で治療者は、たとえセッションによって過食排出行動が停止したとしても、再発の可能性は常に存在していることを教え、そのような場合にどのような対策を取ることが出来るのかを患者と共に検討する。

認知行動療法では、治療の初期の段階で規則正しい食事をとらせ、生体を安定させようと試みるが、その一方で、食の乱れの大本には、否定的な感情を誘発し、過食排出行動を起こしやすくする認知のゆがみがあると捉え、そのゆがみを最終的に修正しようと試みる。この点で、認知行動療法は、本質論と生体物質論の折衷型であるといえる。

3　還元主義まとめ

本研究が定義する摂食障害の還元主義は、医療を中心に展開される、摂食障害の発症や症状の維持を理解するための見解であり、それは摂食障害は心の問題とする本質論と身体の問題とする生体物質論により構成される。

特に本質論は、医療者だけではなく、当事者にも共有される大前提となっており、家族や友人にこの大命題を理解させることは、治療者や当事者にとって治療を円滑に進めるうえで重要な用件の一つとなる。もちろん実際の治療においては、本質論か生体物質論の一方が用いられるわけではなく、両者は混合され、生理学・栄養学的に見られる問題点を、指導や投薬によって改善しながら、食の乱れを引き起こしていると思われる患者の内的葛藤や家族の問題などを取り払うことが目指される。

以上が摂食障害の還元主義である。摂食障害においては女性の患者が九割で、かつ社会が工業化すると患者が増え始めるという疫学的特徴により、社会・文化的な研究も多く行われているが、医学的には、社会や文化をはぎ取ったところにあるとされる「個人」に注目が集まる。つまり「還元主義」とは社会や文化を個人がまとうマントのようなものとしてとらえ、それをはぎ取ったところに現れる身体と心の中に問題を探り、個人を修正して行こうとするモデルなのである。

第7章　還元主義の検証　とりこぼされたもの

社会・文化的背景を個人がまとうマントとみなし、それをはぎ取ったところにこそ問題の本質があると考える還元主義は、ふつうに食べられない人たちの日常をどこまで説明できるのだろうか。本章ではまず第1部で紹介した女性たちの経験に還元主義を当てはめ、どこまで有効な説明ができるかを検証することとする。

1　的を射る

まず第1章で紹介した結城のストーリーは本質論に当てはまるところが多い。たとえば高一で始まった過食は母親の暴力が契機となったと結城自身が自覚しているし、高校でよい友人に恵まれると体型は結城の優先事項ではなくなった。また高三では過食嘔吐が常習化したが、これは規則正しくバランスのとれた食事をとらないことが次の過食や嘔吐を準備するという生体物質論に当てはまるといえるだろう。

荻原の経験も同様である。まず荻原の過激なダイエットは、受験を控え体型を露出する文化祭が近づく中で始まった。文化祭後の宴会を機に拒食は過食に転じたが、受験が終わると過食は徐々に穏やかになっていった。これを還元主義に照らし合わせると、過激なダイエットによる飢餓が後の過食を準備し、宴会を機に飢餓からは回復したものの、今度は受験のストレスを緩和するため過食が使われたと見ることができる。また大学退学後に、母親に暴力を振るって食べ物を要求するほど過激になった荻原の過食は、両親との対話が取り戻されるにつれて緩和されている。

これは長田と田辺も同様である。特に長田はチューイングがもたらすストレス解消効果をよく自覚しており、気分を切り替えたいときは意識的にチューイングを利用する。一方、田辺も過食嘔吐の後にくる脱力感が気分を爽快にさせると述べる。この両者の語りも症状には不適切ながらもストレスを解消させる効果があるとする本質論に当たると見てよさそうである。

認知行動療法と対人関係療法のフレームワークとの一致

また過食症の治療に効果があるとされる認知行動療法と対人関係療法のフレームワークも彼女たちの経験をうまく説明する。田辺を例にとって考えてみよう。

まず田辺の体型に対する過剰なこだわりは、人間関係が築けないと感じ始めた中二に始まり、過食嘔吐は、やせたいが食べてしまうというジレンマを解決するため、高二の秋に始まった。外見が全てと固く信じていた田辺にとって、食べたいものを好きなだけ食べても、体重が減る過食嘔吐は、食べたいがやせたいという矛盾した願いを叶える魔法のツールとなった。

嘔吐にはメリットだけでなく、身体的なつらさや罪悪感もあったため、それなら食べないほうが良いと食事を抜いたこともあったが、最後は空腹に負けて過食をし、それを相殺すべく嘔吐をするため、過食嘔吐は徐々に習慣化した。また過食嘔吐が続く中で大学合格を果たしたものの、大学生活を送る上でどうしても必要と考えていた二重まぶたの整形手術が入学前にできないとわかると自暴自棄になり、夏も待たずに大学を中退した。このような田辺の状態を低い自尊心や完璧主義、白黒思考の現れととらえれば、体型や体重に依存した過剰な自己評価および自尊心の低さと完璧主義といった認知のゆがみが過食の病理の中核にあり、過食を相殺するための絶食がさらなる過食を準備してしまうとする認知行動療法のモデルは、彼女の状態をよく説明するといえる。

さらにこの頃の田辺は家庭内でも問題を抱えていた。家に帰っても母親とは口論ばかりで、父親や兄と口をきくことはほとんどなく、両親は不平等に自分を扱い、自分ばかりが悪者にされると感じていた。親に罵声を浴びせたり、怒りに任せて物を投げたりすることも一度や二度ではなかった。彼女の過食嘔吐が家族にばれ、それが家族を困惑させたり、怒りを買うようになったりしてからは、「こうなったのはお前のせいだ」といわんばかりに、過食嘔吐をしたときもあった。

田辺のこのような状態は、対人関係療法の説明モデルによく当てはまる。対人関係療法においては、ストレスマーカーやコミュニケーションツールの役割を過食が果たしているとみなし、対人スキルを上げることで症状を緩和させようとするからである[1]。

2 〝後出しじゃんけん〟

このように還元主義は、なぜ過食や拒食が生じ、そして続くのかを一見うまく説明するように見えるが、一方で還元主義は彼女たちの経験を余すところなく説明しているわけではない。ここからは還元主義の抱える矛盾と問題点を指摘していくこととしよう。

問題点1　還元主義の〝後出しじゃんけん〟――絶対に「勝てる」構造

これは禅問答のような命題であるが、還元主義の抱える最大の問題は還元主義が絶対外れないことにある。言い換えると、拒食や過食といった摂食障害の症状に当たるものがある限り、すべての当事者をこのモデルの内部に解消し、なぜ症状が発現しているかを説明できてしまうのである。

これはどういうことだろうか。田辺の経験を例にとり見てゆこう。

田辺が二度目の大学合格を果たすあたりまで、彼女の自尊心および体型に関する自己評価はかなり低かったと言える。たとえば教室に入るだけで回りから「デブ・ブス」という視線を感じるとか、電車やバスに乗ると、他人から大きくて邪魔と思われているようで怖い、といった具合である。しかしそのような心理状態は、宗教施設で一ヶ月を過ごしたあたりから緩和されはじめ、またうまくいっていなかった母親との関係も改善を見せ始めた。さらに精神科医の小林のもとに通い始めてからは、過食嘔吐を続け、引きこもったりしている自分に対する罪悪感が減り、田辺の心には余裕が生まれた。

　このような過程を経て、田辺は引きこもりの生活から徐々に脱し、外出をしたり友人に会ったりすることができるようになるのであるが、これに従い田辺の過食嘔吐が穏やかになったとは言いがたい。

　たとえば、嘔吐によって引き起こされる飢餓状態が次の過食を準備するため嘔吐はやめた方がよいと小林にアドバイスされ、しばらく嘔吐を止めてはいたものの、アルバイトを始めると過食による体重増加が気になり、再び嘔吐が始まってしまった。三度目の大学一年生を迎えてからも自尊心や体型に関する評価は回復し続け、授業に出たり、交通機関を使ったりすることは問題なくできるようになり、年齢や外見にかかわらず、自分を受け入れてくれる仲間にも出会えたが、一方で過食嘔吐は続いていた。過食嘔吐で一日が埋め尽くされる状況は減ったし、過食嘔吐で退学に追い込まれる事態には至らなかったが、授業やバイトを休んで過食嘔吐を続けてしまったり、過食嘔吐が原因で友人との約束を直前でキャンセルしてしまうこともあった。

　私が彼女と出会ってからの三年の間に、彼女は引きこもりから脱し、信頼できる医師との出会いも果たして大学にも復学したが、それと並行して過食嘔吐が緩和されたとは言い難い。つまり心理的状態と飢餓状態の改善に伴い、過食嘔吐は寛解すると見なす還元主義と彼女の経験との間にずれが生じているのである。

　同じような状況は他の女性たちにもみられる。たとえば結城の嘔吐は、娘の激やせに驚愕し、娘に罵声を浴びせつつ無理やり食べさせようとする母の影響で始まったが、彼女の嘔吐は母がトイレにまで監視に来ることで収束した。しかし本質論によれば、強いストレスが症状の引き金となる。だとすれば、母親に罵声を浴びせられ、食事を監視されるというストレスがなぜ拒食や嘔吐を悪化させなかったのであろう。同様に荻原の場合、中二で経験したいじめは、それまでの人生でかつてないほどのストレスであっただろうことが想像できるが、このできごとは過食や拒食の引き金とはなっておらず、中学ではむしろやせ願望は消失した。長田も同様で、体型に過剰に依存した自己評価は空手を始めて大分減り、対人関係で問題が起こったときも、自分を必要以上に責めたり落ち込んだりすることは少なくなったが、チューイングは未だに続いている。

ストレスが拒食や過食を誘発し、さらに拒食や過食は当事者が抱える問題を不適切ながらも処理するため、当事者が飢餓状態から回復してからも拒食や過食が続くとする還元主義は、彼女たちの経験に当てはまる部分も多い。しかし時間が経過し、彼女たちが外見に依存しない形で自己評価を高めていったり、対人関係上の問題を修復したりしても、症状と言われる行動や思考パターンが消失するわけではない。むしろ時間の経過とともに還元主義と彼女たちの経験には、ずれが生じているのである。

飢餓状態から抜け出し、心理的な問題が解決しても、症状が必ずしも寛解しないということについてはさまざまな反論が考えられる。まず真っ先に考えられるのは、心理的な問題が改善されたとしても、症状を完全に消去するほどの解決には至っていないという反論であろう。もしくはこの四人には過食症以外の精神病理があり、それが回復を阻害しているという反論や、彼女たちには未だ発見されていない生理的な摂食異常があり、それが回復を阻害しているという見方もあるかもしれない。

しかしこのようになんとでも反論できてしまう点が、還元主義の最大の問題とはいえないだろうか。確かに摂食障害の発症に関わっているらしい遺伝子や発症前から患者が生理的な異常を抱えていることを示唆する報告はある。しかしこれは確定事項ではなく、あくまで可能性の問題である。また摂食障害の発症に関わる遺伝子は複数あり、それらの相乗効果が発症に関与すると言われているが、[2]いったいどの遺伝子がどのような相乗効果を起こし発現に至るのかのプロセスが判明しているわけではない。また飢餓状態が症状を発現させるという説についても、飢餓状態のレベルを規定する検査項目やガイドラインは存在していない。たとえば田辺の担当医の小林は、過食が続くのは脳の反応であると田辺に説明しているが、実際に田辺の脳でそれが起こっているかはわからず、あくまで一般論からの推測にすぎない。

生体物質論は、疫学的に導き出されたデータから症状の発現に関わりそうな要因を提示することはできるが、疫学的に示された集合的データと具体的な個人の間にある差を埋める術を持っていない。例えば、不整脈の一つである心房細動の場合、主訴だけで診断が確定することはなく、その確定には検査結果が必要となる。しかし摂食障害の場合、拒食や過食という状態があれば検査に基づく診断がなくとも、生物学的な異常がどこかで起こっていることがほぼ措定されてしまう。つまり生体物質論は結果論なのである。

この結果ありきの考え方は本質論においてさらに如実になる。すでに述べたように彼女たちが抱える心理的な問題は改善されたとはいえ、すべてが解消されたわけではない。たとえば結城や長田は以前ほど体重が気にならなくなったとはいえ、それでも体型は気になってしまうというし、荻原は職場での他人からの批判が全人格を否定されているように聞こえ、大変落ち込んでしまうことがあるという。この点から見ると、問題が十分に解決されていないため過食が続くという本質論の見解は妥当と言えるかもしれない。

しかしこれこそが本質論の問題点ではないだろうか。認知行動療法が重要視する認知の歪みや対人関係療法がとりわけ着目する対人関係上の問題、さらには家族、学校、職場といった生活をする上で彼女たちが抱える多様なストレスは、程度の差はあれ誰もが少なからず抱えている問題である。また否定的な感情を食べて発散させるという認知行動療法が提示するモデルも、やけ食いという言葉に代表されるように特に珍しいことではない。つまり本質論はほぼ誰もが例外なく持っていると思われる問題や、よく行うであろう行動パターンを症状の誘発要因として見なし、さらにそれがほんとうに症状を誘発しているかを確かめる必要性を課していないため、当事者がその時々で抱える心理的な問題や対人関係上の問題を改善し、精神的なストレスを減らしていったとしても、症状が続いている限り、同一の領域に新たな問題を次々と発見し、それを誘発要因とすることができるのである。

加えてストレス、精神的疲労といった心身の疲れを指す言葉の巧みさは、本人がそれを自覚している必要がないという点にある。このため本人が精神的ストレスの存在を否定したとしても、「気づかないうちに疲労がたまっている」とか、「無意識のうちにストレスを抱えている」と言えばよい。またこの状態は身体感覚および感情認識の欠如を示すアレキシサイミアという医学用語で置き換えられることもある。[*1] つまりストレスの存在を否定しながら過食を続けている人をアレキシサイミアとして病理化し、本質論に回収することも可能なのである。

還元主義は絶対に外れることがない。なぜならそれは〝後出しじゃんけん〟だからである。治療者は拒食や過食という症状がありさえすれば、還元主義を目の前の患者に適応することができ、その正しさを証明する義務は課されていない。つまり拒食や過食を続ける人は、どうあっても還元主義にあらがえず、何を言おうと病気になるのである。彼女たちはいつまで自分の問題を解決し、どれだけ前向きになれば、過食から抜け出せるのだろう。摂食障害の原因は複数であるというもっともらしい議論は、統計的に導き出された可能性と実際の個人の間にあるギャップを治療者側が埋める必要がないという構造により、結果ありきの議論を可能にしているのである。

問題点2　否定的な感情が先行して過食が起こるとは限らない

還元主義の折衷型にあたる認知行動療法では、過食は否定的な感情が先行しており、それを解消するために過食が起こると考える。しかし結城たちの話を聞くと、過食は必ずしもストレスがあるときに起こるわけではない。たとえば、担当医から過食嘔吐はストレス解消なのだから、それ自体を気に病む必要はないと指導された田辺は、過食嘔吐にストレス解消効果があることは自覚しているが、それだけではなく、嬉しいことがあったときや、退屈なときに、さらには食べたりないと感じるときや、出された食べ物が気に入らないときにも過食排出行動が起こると語る。

これは結城と長田も同様で、結城は過食がどのようなときに起こるかわかれば対策も講じられるが、それがわからないから対策が立てにくいと話し、長田は嬉しいことがあった日にもチューイングすることがあるし、逆に否定的な感情が大変強いとチューイングする気がなくなることがあると話す。否定的な感情や嫌なできごとがあったときだけ過食が起こると述べたのは、本研究では荻原のみであった。

問題点３　なぜ過食は他の行動に代わらないのかが説明できない

認知行動療法では、三食と二回の間食を取り、過食が起こりそうなときには、本を読んだり、音楽を聞いたりといった代替行動を取ることを勧めている。しかし語りを検討すると、彼女たちは規則正しい食事をとればよいことや、代替行動を取ればよいことに気づかないわけではなく、それを行う努力をしても規則正しい食事が取れなかったり、代替行動が取れないことに悩んでいることがわかる。

たとえば、長田はチューイングから抜け出すため、過食の代わりに編み物やジョギング、読書といった、自分が好きで行いやすい行動をしようと、過去に何度か試みたことがあるが、過食をするまで過食のことが頭にこびりつき、他の行動に代えることができなかったと話す。また「過食をしやすい環境にいるのがいけないのではないか」と週末旅館で働くというかなり大胆な手段をとったが、これも効を奏さなかった。荻原も同様で、食べ物を買う代わりに雑誌を買って読もうと何度か試みたが、やはり長続きはしなかったという。

また過食が他の行動に代わらない理由としてもう一つ共通して見られるのが、過食以上に気持ちを切り替えたりストレス解消につながるものが見つからないことである。たとえば長田は、チューイングが終わると、嫌なできごとに対して冷静に判断をしたり、前向きに考えたりすることができるようになるが、これと同等の効果を他の行動で得ることはどうしてもできないと話す。彼女たちの語りを見ると規則正しい食事や、代替行動を取ればよいと頭ではわかっていながらも、それができずに困っていたり、過食と同等の効果を得られたりするものが他にないと感じて悩んでいる様子が窺える。

このような状態にあるときにどう対処したらよいかを現行の還元主義は十分に説明していない。もしかするとその答えは心理的問題が解消すればよい、あるいは飢餓状態に適切に対処すればよいといったものかもしれないが、これらは還元主義が結果論であるという私がすでに提示した問題と結びつく。還元主義は一見それから外れる過食のパターンすらも、その中に包摂してしまうのである。

3 体験の排除

還元主義の問題は、ふつうに食べられない人たちの経験との比較という実証的観点からだけではなく、理論的な観点からも指摘可能である。理論的な観点から還元主義を捉えると、還元主義の新たな脆弱性が明らかとなる。

理論的問題1　還元主義に見られる「機械の中の幽霊のドグマ」

哲学者のギルバート・ライル〔9〕は心を身体と切り離しが可能な場所のようなものとしてとらえ、心という場所で起こった何かが、身体という場所にはたらきかけ、その結果として行為が誘発されるというデカルト以来続いた心身二元論を「機械の中の幽霊のドグマ」（p.11）として痛烈に批判する。ドグマとは教条や独断的な意見のことで、機械は身体、幽霊は心のことを指す。つまり機械の中に幽霊が潜んでおり、その幽霊が機械を自在に操っているのだという見方をライルは明確に否定するのである。

確かに私たちは「情景を心に浮かべる」というような言い方をする。しかし身体のどこかに心という場所があり、そこに「情景」が実際に浮かんでいるわけではない。イメージトレーニングとして実際の身体活動を想像することはあるが、身体のどこかを探せば、そのイメージを浮かべている心という場所を取り出せるわけではない。

ところが私たちは、「心の中」とか、「心のあり方」とか、心という場所が現実に存在するかのように思わせる修辞表現に引っ張られ、身体の中に心という場所が存在し、それが身体を操っているかのようなイメージを抱きがちである。しかしライルに言わせれば、そのような議論は「高校を歩き回った結果、教師は見つけられましたが、校風は見つけることができませんでした」*2というくらい的を射ないものである。教師は高校の構成要素であるが、校風は構成要素の集合体から現れる傾向であり、校風という要素が教師とは別に存在しているわけではないからである。教師と校風を同じ地平でみるのは明らかなカテゴリー錯誤であるが、心と身体の場合、このようなカテゴリー錯誤がデカルト以来、起こり続けてきたというのがライルの主張である。

機械の中の幽霊のドグマは還元主義の中にも明確に見て取れる。なぜなら還元主義は身体と心を同じ地平でとらえ、身体と心という別種の入れ物の中にそれぞれ異なる問題があるかのようなとらえ方をするからである。さらに本質論は、心のある状況が過食や拒食という身体行為を誘発すると措定する。つまり、心という幽霊が身体という機械を操作しているとみなす、機械の中の幽霊のドグマを地で行く議論をしているといえるのである。還元主義は実証的研究の積み重ねの中で培われた理論のようにみえるが、実際はライルが一九四九年に批判した心身二元論の誤謬の上に立っているのである。

理論的問題2　体験に到達しえない

還元主義とは——たとえそれが原因はわからないとか、楽になる方法を探すという柔らかい言い方に変えられていたとはいえ——基本的に症状の誘因となるものを探し、それを修正することで結果としての拒食や過食の消去や寛解を目指そうとする因果論的なものの見方である。その結果、個人は心と身体という二つのパーツにわけられ、そのどこに問題が起きているのかの探求が始まり、問題が特定されたらそれを修正するための努力、すなわち治療がなされる。

しかしそのような手法をとった結果、現実には存在しながらとるに足らないものとされ、還元主義において周縁化されてしまう現象がある。それが食べるという体験の内実だ。

還元主義は、人間を身体と心、ホルモンと遺伝子、認知と感情といった形でどんどんと細分化し、そのどこに問題があるかを探り当てようとする機械論的な考え方をとる。たとえばふつうに食べられる状態が四つの要素で成り立っているとしよう。その状態を仮に1＋1＋1＋1＝4という数式で表すとすると、還元主義では、いったいどの部分が欠けて正解の4にたどり着かないのかを探り、欠けている部分を修正することで正解である4を導こうとするわけである。これは相手が機械であれば適切な方法といえる。異常が起こっている部品を取り換えたり修理をしたりすることで和である4を導くことができるからだ。

しかし人間の体験はそうはいかない。なぜなら人間の体験は1＋1＋1＋1という細分化された要素の中にも、4という和の中にも存在しないからである。これは要素をさらに細分化し0・5＋0・5＋0・5＋0・5＋0・5＋…としたところで、解決する問題ではない。要素の細分化は単一要素の機能や構造をより詳細に表すことには寄与するが、それをいくら続けても体験には到達しえない[*3、〔10〕]からである。人間の体験は常に要素の和を超える。要素積み上げ式なやり方によって体験の全容に迫ろうとすると、要素がどんどんと細分化されるだけで体験の内実には届かないという無限背進が起こるのである。

ひるがえって、食べるとは多様な体験を伴う行為の総称である。食べものを目にする、匂いをかぐ、舌で温度を感じ、喉越しで味わう。食べるとは五感を総動員した体験のアンサンブルで構成されているが、還元主義を用いると、食べることに関する体験の内実には一切ふれることなく食を語ることが可能となる。つまり拒食や過食は食べることに関する混乱でありながら、食べるという体験に一切ふれずとも、それがいかなるものか語ることが可能になるのである。

それでは、ふつうに食べられない人たちが還元主義的なアプローチをとった場合、その人たちの食にはいったい何が起こるのだろうか。次章より検討しよう。

第8章　カロリー地獄　澤拓美の場合

澤拓美にとって、食はそもそもたいした問題ではなかった。幼いころから肉料理が苦手で、小学校の給食では放課後まで残されたこともあったが、中学になると何も言われなくなり、給食の時間も気楽になった。家では、テーブルマナーについては細かく注意されたものの、魚料理が多く、嫌いなものを無理やり食べさせられることもなかったため、問題なく食べることができていた。

カロリーの「カ」の字も知らなかったし、本当に食べたいものを好きなように食べていました。

彼女は子どものこの頃をそう振り返る。
澤がダイエットを始めたのは高校に入って間もなくのことであった。当時一五四センチ・五四キロであった澤は、自分のことを少しぽっちゃりしていると感じており、ダイエットを始めてやせてきれいになった四つ上の姉の影響もあり、「やせたいなあ」と漠然と感じ始めていた。そんな矢先、澤は久しぶりに再会した同級生から「顔が丸くなったね」と指摘され、さらに「お前の妹すごい太っているね」と姉の彼氏が言っていたことを伝え聞いてしまう。二人に同じことを指摘され、さらに一人は男性であったことにショックを受けた澤は、カロリー計算を姉に教えてもらい、ダイエットを始めることにした。初めのうちは、姉と一緒にやるダイエットが楽しく、また「女の子は太らないほうが良い」と母も考えていたため、母も娘たちのダイエットには協力的であった。しかし姉のダイエットが途中で頓挫した一方、澤のダイエットは日増しに過激になった。勉強と同じで、やればやるほど成果がでるダイエットは、面白くて仕方がなかったという。

娘たちのダイエットに協力的であった母と、それに対して何も言わなかった父の態度が変化し始めたのは、澤が夕飯を抜き部屋にこもって勉強をするようになった頃からである。夕飯を抜くダイエットはそれほど続かなかったが、食卓にふたたび着くようになってからも、澤はほとんど食事に手を付けなかった。油を使っていない野菜料理や味噌汁は今までどおり食べていたが、ご飯は茶碗に一口、焼き魚は半分、炒め物もほんの少しといったように、少しでも太りそうな料理は量を極端に減らした。

澤の家では、それぞれのおかずがあらかじめ小鉢に一人用として取り分けられていたため、澤がどのくらい食べているかは一目瞭然であり、父はほとんど食べない澤を見て顔色を変え、母は頑なに食べない娘と気分を害した夫の間で動揺し、姉はそんな様子に苛立って嫌味を言い、自分の部屋に閉じこもるという日々が始まった。

食べる量が少ないことを指摘すると、澤が不機嫌になることに気づいた母はできる限り口出しをしないよう努めているようであったが、我慢が限界に来ると、「食べて欲しい」と涙ながらに彼女に訴え、そんな光景を見た父は、「お前のせいだ」、「お前が悪い」と母を責めた。澤は自分のせいで食卓の雰囲気が悪くなっていること、子どもの問題は全て母に責任があると考える父親が、自分のいない場で母をひどく責めていることも容易に想像できた。しかし、太ることを考えると恐ろしくてたまらず、どうしても食べることはできなかった。

学校にはお弁当を持って通っていた。母親は少しでも食べられるものをと野菜のおかずを丁寧に作り、小さなお弁当箱に詰めてくれたが、ご飯だけは必ず澤がよそい、お弁当箱の隅から一～二センチの隙間にご飯を詰めた。また外食でもカロリー削減を心掛け、サラダにドレッシングがかかっていたら、コップの水をかけて洗い流し、友人といる時はドレッシングをかけないように頼むか、注文自体をしないようにした。

食べない生活を続けるうちに、やせてきれいになることではなく、食べないことそのものが徐々に目的となっていった。澤は体験記にこうつづる。

私も摂食障害の間はずっとそうでした。自分の食欲を抑え、人には真似できないような少ない食事で満足できることに、プライドを持っていました。本当の意味での満足感ではないんですけどね。「誰よりも食べずにいられる！」というのが密かな自慢でした。

当然体重はどんどんと減り、高二の冬には澤の体重は三〇キロを少し上回る程度になった。

回りの人間には元気一杯であるかのように振舞っていたが、やせたことによる身体の異変には気づかざるを得なかった。歩くことすら辛いと感じるようになり、吹雪の中を登校するとあまりの寒さで涙が流れた。体育で前転をしたら激痛が走り、後で見ると背骨に沿って内出血が起きていた。

「何かがおかしい、でもどうしたらいいか分からない」、そんなことを漠然と考えていた高二の冬、養護教諭から「悩んでいることがあるでしょう」と声をかけられた。養護教諭は毎年、澤のような真面目で頑張り屋の生徒の中に、拒食になる生徒が二、三人いるが近くの病院に入院することで、それなりに回復していることを説明した。

一刻も早くこの状況から脱出したいと、澤はすぐにこの病院に入院したいと考え、娘が病気だとは思っていなかった母親も話を聞くと納得した。紹介された精神・神経科を受診すると、澤はそこで神経性食欲不振症の診断を受け、入院が決定した。学校を長期間休むことになったものの、成績がトップクラスの澤に学校は大きな期待を寄せており、協力的な姿勢を示してくれた。

澤は入院先の病院で行動療法と呼ばれる治療を受けた。これは段階的に設定された目標体重に達すると、ラジオや散歩、外出や外泊というように段階的にかけられた生活の制限が徐々に解かれるという治療法である。この治療法に抵抗する患者は多かったが、澤は医師も驚くほど積極的に参加し、出された料理はすべて食べ、体重を順調に回復させた。

しかしこれは全快の予兆ではなく、これから一〇年以上にわたる長い苦しみの始まりだったのである。

食事療法で徐々に体重を増やし、着々と「ごほうび」を獲得しながら、五ヶ月が過ぎました。その頃には、病院から学校に通っていました。仲の良い友達にも会え、授業も受けることができて、ほんとに嬉しかった。そしてとうとう十月のある日、退院することができました。体重は入院時より一〇キロ増えました。

しばらくは、幸せな日々が過ぎました。しっかり食事をとる私を見て、両親も安心したようでした。料理は、きちんとカロリー計算して、母と二人で作りました。でも、カロリーが計算してあるからこそ、不安なく食べることができたのです。つまり、計算しなければ、食べられなくなってしまっていたのです。M先生は、「これからはきちんとカロリー計算をして食べるように」と念をおしました。そうでないと、またどんどん体重が減ってしまうかもしれないからです。病院に引き続き、家でもきっちり管理された食事をとることで、私は「自由に」食べることを忘れてしまいました。あくまでも「体重を減らさないため」の計算が、「体重を減らさないため、そして増やさないため」の計算になってしまいました。

結局、私の気持ち自体は何にも変わっていなかったのだと思います。太るのが怖いという気持ち、たくさん食べることへの不安などは、この入院生活ではまったく解消されませんでした。頭にあったのは、ただただ「ごほうび」をもらって退院したい、ということだけでした。その結果、体重は戻ったものの、心の問題は置き去りのままだったのです。「食べたいものを食べる」という、小さい子どもでもできる簡単なことが、やはり私にはできないままでした。ここで完治しなかったことが、こんなにも後々まで後を引くことになるとは、この時は夢にも思っていなかったのでした。

退院後、澤は受験勉強に打ち込み、偏差値トップクラスの大学を受験したが、結果は不合格であった。澤は大変なショックを受け、「進学をせずに、どこかに住み込みで働く」とまで言い出したが、もう一年頑張るようにと担任に励まされ落ち着きを取り戻し、東京の予備校に通って再受験をすることにした。

東京に出て初めての一人暮らし、しかも浪人生活ということで、とにかく不安だらけでした。しばらくは寂しくて寂しくて気が変になりそうでした。そのうち、予備校でも仲の良い友達ができ、都会での刺激のある生活が楽しく思えるようになりました。

問題は食事です。一人で好きなものを自由に食べられるのは最高でした。親にあれを食べろ、これを食べろと言われない生活。そして東京にはありとあらゆるおいしそうな珍しい食べ物があふれています。でも、その自由に枠をつけていたのは自分自身でした。好きなものを食べるにしても、自分が決めたカロリーを決して超えてはいけないと。

これは、今誰しもやっているダイエットのやり方としては常識だと思います。基本中の基本でしょうね。太っていなくて健康な人でも、「自己管理できる人物」と思われる方が社会的評価が高いので、進んでカロリー制限している人も多いのではないでしょうか。でも、私はこんな風潮がとても嫌です。「ダイエットしてます」というのがポジティブで自慢になるような世の中…。周りにダイエット宣言のブログが多い中、こんなことを主張するのはちょっと気が引けますが。ダイエットがただのダイエットに終わらなかった一個人の意見として受けとめてください。

たぶん、私の場合は、「カロリー制限を守ること」自体が目標になってしまっていたのだと思います。その先には何もない。制限してどうなりたい、というのではなく、それを守ることで満足感を得ていたのだと思います。ほんの少しでもカロリーオーバーした時の自己嫌悪や不安感というのは言葉に表せないほどのものでした。それこそ、死んでしまいたいと何度も思いました。そして、オーバーしないように、だんだん制限よりも少なめに食べるようになり、また体重が減り始めたのです。

上京をしてもカロリー計算から逃れることはできなかった。澤はカロリー計算を続ける日々に疲れ果て、食べても太らないと経験上分かっているものばかりを口にするようになってゆく。

＊

朝から晩まで食べ物のことを考え続け、厳しい食事制限をしながらの浪人生活は決して楽なものではなかったが、幸いにも翌年、澤は第一志望の大学に入学することができた。

自由な時間がたくさんあること、いろいろな友人と話をしたり、遊びに行ったりできること、やっと始まった大学生活は、今までの人生で一番と思えるほど楽しいものであった。しかしその楽しさは、「食の問題を除けば」という制限つきである。カロリーがわからなければ安心して食べることができないため、外食の誘いは適当な理由をつけて断り、誘われそうな時間帯には待ち合わせをしないようにした。このため友人はだんだんと澤に声をかけなくなったが、大学生活において会食を完全に避けることは不可能である。このため澤は、誰かと外食することになると、食べないことを不自然に思われないよう常に気をはらい、同時に、目の前にあるもののカロリー計算にいそしんだ。さらに澤は、誰よりも食べずにいられることにも密かなプライドを抱いていたため、他人の食べる量も厳しくチェックし、それ以上は絶対に食べないようにした。このため会話に集中することはもちろんできず、食事の後は疲労感ばかりが残った。澤は友人との思い出をこのように回想する。

《クリスマス》

みなさんは、クリスマスシーズンをどう乗り切る予定ですか？　乗り切る、というのも変かな。イルミネーションが綺麗で、クリスマスソングも耳に心地よく、それなりに楽しいイベントではあると思いますしね。でも、摂食障害だった当時は、何かと神経を使う時期でもありました。大方のパーティは、アレコレ言い訳を並べて参加しませんでしたが、ちょっとはクリスマスらしいことをしたい。というか、たまには普段我慢して食べられないものを食べたい。そうよ、特別な日なんだから、少しくらいはいいさ！　と自分を説得して、まあ、一つくらいは友達と食事する約束を入れたりしました（一度もしなかった年もありましたが）。

そうと決まったら、血眼になって行きたいお店を探します！　こういうチャンスは滅多にないんだから、もう、一番行きたいお店で一番食べたいものを食べるんだ！　…命がけです。そして、その日まではせっせとカロリー制限に励む。

でも、いざ、その日になってみると、自由に食べるためにこれまでカロリー制限してきたにもかかわらず、やっぱりブレーキをかけてしまう。特に、一緒に食べている友達が案外少ししか食べなかったりすると、自分も食べるわけにはいかないのです。結局、食事中も相手の食べる量、自分のカロリー計算、不安との戦いなどで頭の中は大忙しで、会話にも集中できないし、ゆっくり味わう余裕もなく終わるのです。

こういうことは、クリスマスに限らず年中ありましたが、特にクリスマスは、まわりの人がみんなおいしいものを楽しく食べて幸せそうに見えたので、みじめ感はひとしおでした。

澤は誰かと楽しく食事をしたいと心から思っていた。しかし決められたカロリー通りに食べることと、誰よりも少なく食べることが絶対的な指標となった澤にとって、楽しく食べることはもはや不可能であった。

＊

カロリー計算と体重測定に疲れ切った澤は、大学二年時に大学付属の保健センターを受診した。しかし担当の精神科医は摂食障害の治療経験がほとんどなく、診察は食べたものの報告と体重測定のみという形で淡々と進んだ。澤は治療にほとんど効果を感じることができず、それはその医師も同じであったようで、しばらくすると近隣の大学病院を紹介された。紹介された大学病院は大変混みあっており、さんざん待ってやっと通された病院の診察室には若い男性の精神科医がいた。彼は澤を見るなり、「体重計乗って」とぶっきらぼうに指示をし、体重を記録すると、「また来週ね」と言って診察を終わらせた。澤は、そのあまりに簡単な診療にあっけにとられ、再び受診する気持ちをすっかり失くしてしまう。

しかし勝手に受診をやめたため、紹介元の保健センターに戻るわけにも行かず、行くところがなくなった澤は、摂食障害の専門書だけでなく、森田療法や内観といった精神療法についての著書を読んだり、また自助グループに電話をかけたりもした。しかし残念ながら、回復へ向けての具体的な指針をこれらから得ることはできず、またグループからは「あなたのような人が来るところではない」と言われ、いかがわしい宗教団体に助けを求めてしまいそうなほど澤は追い詰められた。

ところが、そんな澤に幸運な出会いが訪れる。学生相談室のカウンセラー平林が講師として招かれた講義を受講し、その優しさに溢れた口調に心を打たれた澤は、授業が終わると、矢も盾もたまらず駆け寄り、「摂食障害なんです。つらくて…」と自分の悩みを打ち明けたのである。涙を流しながら、声を絞り出して悩みを打ち明ける澤を見た平林は、「私は三、四年の校舎の学生相談室にいるので、三年生になったら、すぐに訪ねてきてね。待ってますから」とにっこり笑って優しく語りかけた。澤は、その言葉に希望を抱き、平林のカウンセリングを楽しみに、大学二年を乗り切った。

三年生になった澤は、平林のもとを訪れた。澤の願いはただ一つ「そこそこやせていなくては困るが、ダイエットを始める前の中学生のころのようになんのこだわりもなく、普通に食べたい」というものである。

平林とのカウンセリングは、澤がつけた体重の増減のグラフと食事記録を見比べながら、ヨーグルトやりんごといった澤にとって抵抗が少ない食べ物を増やし、ゆっくりと体重を増やしていくこと、一週間のうちに起こった嫌なできごとや、不安なできごとに対する対処法を話し合うこと、過去のことを振り返るという形で進んだ。平林との週に一度のカウンセリングは澤にとって大きな支えとなり、体重は緩やかに増加した。しかし一方で、食べたものと体重を毎日記録し続ける作業は、必要と分かっていながらも大変に骨が折れた。澤の願いは三食を何も考えずに自由に食べられるようになることであり、平林と行っているような作業を日々繰り返すことではなかったからである。

＊

カウンセリングを受けながら、澤は厳しい就職活動をなんとか乗り切り、社会人としての生活をスタートさせた。就職後も食へのこだわりは消えず、毎日同じようなものを食べて仕事をこなしていたが、そんな澤に人生の転機となるできごとが起こる。職場で知り合った覚と結婚をしたのだ。

結婚は、覚が澤の病気を受け入れた上でのものであり、澤の心身の状態を気遣いながら共同生活がはじまった。しかしそれまでほとんどの食事を一人でとってきた澤にとって、誰かと日々食事を共にすることは大変な心労を伴った。食べる量は日に日に減り、その変化を見るに見かねた覚は次第に語気を強めて澤をとがめることが増えるようになった。澤は覚に対する申し訳なさと、自分に対する罪悪感、しかし「そんな自分を分かってほしい」という葛藤で一杯になり、二人の間には喧嘩が絶えなくなった。澤の体重はどんどん減り、結婚して二ヶ月後には人生で最も少ない二八キロになった。「これからは自分だけの人生ではないのだから、勝手に死んだり、病気になったりは出来ない」「二人でこれからの人生を歩んでいくためにはここで踏みとどまらなければならない」という並々ならぬ決意の下、澤は平林が勧めてくれた病院で二度目の入院生活を再開することにした。

前回の入院生活と同様、治療は行動療法である。

私にとっての治療というのは、とにかくひたすら食べればいいわけで、手術やリハビリが必要なわけでもなく、単純です。一回目の入院の時と同じく、入院した時点で食べる気満々だったので、これは難しいことではありませんでした。何といっても、信頼する先生の「食べていい」というお墨付きなのですから。食べさえすれば、今みたいにみっともない姿から、もっと普通の女性らしい姿になれるし、退院できるし、周りの家族や主人もみんな喜ぶ。いいことだらけです。しかも、ずっと食べたくてたまらなかったんですから！　自分さえ許せれば、なんの不安もなく食べることができるのです、私の場合。「食べていいんだ！」と思うと、もう嬉しくて、嬉しくて、出された食事は全部残さず食べました。それまで、自分の頭で「何をどれだけ食べるか」を計算し続けることにものすごく疲れていたので、出てきたものを何も考えずにペロリと食べるのは快感でした。

澤は一度目の入院と同様に順調に食べ、体重を四〇キロにまで回復させて退院した。

＊

高校生の時に初めて受けた行動療法でカロリー計算の重要性を学んで以降、澤はカロリーにがんじがらめにされた生活を送るようになった。しかし二度目の入院後は、このような事態には陥らず、食に困難を感じつつも、なんとか覚と共に生活を送ることができるようになり、さらには出産まで果たして一児の母となった。

一度目と二度目の入院の違いは何だったのであろう。澤にその疑問をぶつけてみると、澤は二度目の入院で抱いた回復への強い決意のほかに、担当医がカロリー計算の重要性をそれほど強調せず、低カロリーの食べ物やノンカロリーの飲料であっても、「食べたければ食べればいい、飲みたければ飲めばいい」という方針をとっていたことを挙げた。

また澤が挙げたもう一つの重要な違いは、体重が増加して外出許可が出た際、夫と何度か外食をしたことであるという。これは病院の指示ではなく、澤自身の決断によるものであった。「回復のために食べている」という大義名分が与えられているとはいえ、家族の前でたくさん食べている姿を見せることに澤は強いためらいがあり、食事時間内に家族と面会することを避けていた澤であったが、「夫と二人で食べることができなければ、これからの人生は成り立たない」という思いを強くした澤は、勇気を振り絞って覚との会食に臨むことを決意した。覚との外出が終わり病院に戻る途中、澤は、それまでであれば絶対に選ぶことのない洋食のレストランに入り、ダイエットを始めてからは絶対に食べてはならないものとなっていたドリアを注文した。家族の目の前で、カロリーはわからないが明らかに高カロリーの料理を食べることは、とても勇気のいることであったが、回復が順調に行っていたこと、「回復のため」という大義名分があったこと、そして何よりも自分自身の決意に後押しされ、澤はそれを食べ切ることができた。

カロリーのわからないものを家族と一緒に食べ、それを家族が心から喜んでくれるという経験は、澤にとって意義深いものであった。この経験を何度か繰り返さないまま退院をしていたら、家で食べている姿をいきなり夫に見せられたかどうか、澤はわからないと述べる。

第9章――「おいしさ」のない食事　概念による体験の抑圧

1　吸収させるものとしての食べ物

　　　　　　　　　　　　　　　　――二〇〇七年春

澤が二度目の入院をしている頃、大学生になった田辺敬子は、日々過食嘔吐に明け暮れていた。

磯野　（過食嘔吐が止まらず）コンビニに入る度に「助けてよ」って声に出しながら走るっていうのはどういう気持だったのか、もう少し詳しく話してもらうことはできますか？

田辺　つらいんですよ。吐くのはやっぱり。すっきりするんですけど、つらいのがほとんどなんですよ。でも、やっぱり、「食べちゃったものを出さないでおく」っていうのがその時はどうしてもできなくて。コンビニ行くけど、疲れているから、もうやだっていう気持ちはあるけど許せない。食べ物が胃の中に吸収されていくのが許せないって言うのもあるし、そういう葛藤というか

田辺の語りは、「食べる」ではなく「吸収させる」という言い方、さらには許す許さないという言い方が表れることに特徴があり、それはこのインタビューから六ヶ月後にもみられた。

磯野　飲み会は楽しかったですか。
田辺　うーん。楽しいっていう気持ちもありましたけど、どうしても吐きたくなっちゃって。
磯野　飲み会の最中に？
田辺　帰りとかに。だんだん許せなくなっちゃって。おなかが膨れているのが。で、帰り電車の中とかで、コンビニで買ったものをいっぺんにがーっと食べたりして、家着いたら吐くとかっていうのをやってたりとか。毎回じゃないですけど。
磯野　一杯食べるのは吐けるようにするためですか？
田辺　そうですね。
磯野　じゃあ、飲み会でどんなものを食べると許せなくなるんですか？
田辺　ご飯ものです。
磯野　揚げ物とかは？

田辺　揚げ物だけなら許せるんですけど、ご飯が入ると許せなかったですね。

このとき田辺がご飯ものを許せなかった理由は「炭水化物抜きダイエット」を実践していたことにある。炭水化物を抜くとやせるというダイエット方法を学んだ田辺は、しばらくの間一切のご飯ものを避けるようになった。中二でダイエットを始め、やせることを意識して以来、田辺は食べ物を栄養素の塊としてみるようになり、食べ物は食べるものではなく、吸収させるものに変貌したのである。

「炭水化物抜きダイエット」のあと、田辺がはまったのは血糖値の上げにくいものを先に食べると太りにくいという「低インシュリンダイエット」である。

――――二〇〇七年夏

田辺　〈過食の際には〉血糖値を上げたくないというのがあって――
磯野　血糖値を上げたくない？
田辺　うん。血糖値かわからないけど、いきなり甘いものはできるだけ避けていますね。
磯野　血糖値があがると良くないのですか？
田辺　良くない。できるだけ、まず野菜から。今もご飯食べる時は全部そうなんですけど、最初〈血糖値の上昇の低い〉野菜から食べます。家にあるご飯は玄米だったり、あんまり血糖値上げるのは食べない。

磯野　それはどこで学んだのですか？

田辺「低インシュリンダイエット」っていうのがあって。最初に野菜とか、酢の物とか、ご飯にしても玄米だったり、パンも全粒粉だったり。

「低インシュリンダイエット」を続ける傍ら、田辺は一切の肉も避けるようになった。菜食フェスティバルで、肉製品や乳製品には抗生物質が使われ、それらを生産する過程では環境も破壊されていることを学んだからだ。田辺は「体に吸収させるならよいものを食べたい」と、徹底的に肉を避け、乳製品もできる限り避けるようになる。家で夕飯作りを担当しても、肉料理は一切味見をせず、ハンバーグや餃子からも肉を抜いてしまうため、父や弟からは不平が出てしまい、彼らの料理は母親が作るようになった。

田辺の肉食嫌悪は、彼女がひきこもりの状態から少しずつ脱し、友人との外食で肉料理を避けることはほぼ不可能であることに気づいてから少しずつ和らいだが、よいものを身体へ吸収させることへのこだわりは続いた。次は田辺が大学の近くで下宿をしていたときの語りである。田辺はそこで出される食事がどうしても気に入らなかった。

――二〇〇八年春

磯野　最近の様子を聞かせてもらいたいんですけど。

田辺　最近夜はずっと吐いています。どうしても（大家さんに食べるように）勧められるんですよ。で、〔食後には〕デザートがついたり。最初は〔吐くのを〕我慢していたんですけど、なんか、「吐いちゃえばいいか」みたいに考えるようになってきました。
磯野　それはこのままだと太ってしまうから？
田辺　はい。
磯野　量が多くて？
田辺　はい。
磯野　「こんなに食べるの辛いから減らしてください」とは言えない？
田辺　言っても勧められたりもするので――あと、食べ物自体も私の好んでいるのと正反対ですね。できれば、私は肉は食べたくないんですよ。でも、肉料理が多かったりとか、ボリュームが出ないからといって揚げ物とか。ケーキを作って砂糖がたくさんかかっていたりとか、今まで実家にいたときの生活とは正反対になるんですよ。ドレッシングをどんどんかけたりとか。そういうのもあって。
磯野　じゃあ、どこかで買って過食嘔吐をするわけではない――
田辺　そういうのもあります。でも多いのは、下宿先で食べすぎて。で、それを「吸収させたくない」と思って吐いてしまう。
磯野　おいしくなくはないですか？
田辺　おいしくなくはないんですけど、その「おいしい」っていうおいしさは化学調味料で作られたおいしさで、私の好きなおいしさじゃないんです。

磯野　それは冷凍食品とかが出てくるということ？
田辺　というわけではないですけど、冷凍の野菜とかを使って煮物を作ったりとかですね。
磯野　じゃあ、でき合いの物を使っているから──
田辺　そうですね。でき合いというか、調味料とかが。やっぱり、ボランティアで学生を受け入れていたりすると、私は家賃を払っていますけど、どこかで出費を抑えないといけないじゃないですか。で、食費を抑えているらしいんですよ。「チラシを見て一番安いものを買っている」ってよく言っているので。で、調味料とかも一番安いのって、やっぱり人工的なものを使っているのが多いじゃないですか。

さらに田辺は次のように続ける。

一番許せないのは揚げ物なんですよね──今の下宿は。実家だと一回揚げ物に使った油は毎回捨てているんですけど、下宿のほうは、そうじゃないんですね。許せない。あと、マーガリン使うのも許せない。マーガリンってアメリカで禁止されているの知っています？　トランス脂肪酸で。良くないんですよ。そういうのとかも許せない。あと、白砂糖も嫌なんです。白砂糖とか、血糖値を急激に上げるし、中毒性があるんですよ。

食べ物についての栄養学的な知識の増加に伴い、田辺が吸収させてよいと考えるものはどんどんと少なくなった、彼女にとって食べ物はもはや「食べたい／食べたくない」ではない。それは、彼女の厳格なる健康観にもとづいて、「吸収させることを許す／許さない」のいずれかで判断されるようになったのである。

2　看守としての精神、囚人としての身体

身体は自分の持ち物だろうか。それとも自分自身だろうか。おそらく答えは両方である。私たちは時に身体を自分の持ち物のようにとらえ、身体の見栄えや形を自分の思うままに変えようとするが、一方で感じるままに眠りについたり、外気を感じて心地よさを覚えたりする。しかしこの時の田辺にとって身体はおそらく前者でしかない。カロリーオーバーしていないかどうか、体重は増えていないかどうか、健康に悪いものを食べていないかどうか。田辺はまるで囚人を監視する看守のように、自らの食を監視する。

田辺は身体が食べ物を感じることを許さない。身体が感ずるままに食べるのではなく、田辺の目的は許したものを身体に吸収させること、ただそれだけである。その結果、田辺の身体には興味深いことが起こった。なんと田辺は胃の感覚を獲得したのである。

――二〇〇六年春

「お昼は普通に食べよう!」って思っても、食べてるうちに胃が張ってくると吐きたくなり、授業をサボったり、サークルも理由をつけて休み、全部の食堂によって過食。帰る途中にあるスーパーなどに寄ってお菓子、パンを大量に買い込み電車の中で胃に詰め、家で一生懸命吐く。学校で吐くときももちろんありました。

――二〇〇七年春

田辺　(食べると)どうしても我慢が出来なくて、吐き続けてましたね。入って来ると胃が膨れるじゃないですか、それが無理でしたね。膨れている状態が。気持ち悪くなっちゃっていい。

磯野　そんなにたくさん食べれば当然ですよね。

田辺　そこまで行かなくても胃に入っている感じがだめでしたね。過食嘔吐しているときは腹筋に力をいれて、(食べ物が)下に行かないようにして。

磯野　そんなことが出来るんですか!

田辺　意識をしてやっていましたね。

磯野　すごいですね

田辺　許せなかったんですよね。胃より下に食べ物が行くのが本当に嫌で。

磯野　それは、小学校や中学の頃にもあった感覚ですか?

田辺　ないですね。吐き始めてから身についた感覚というか、どんどんやせていって、それがすごい快感になったときがピークでしたね。
磯野 そして、〔過食嘔吐がそれほどひどくない現在は〕そういう感覚自体が少ない――面白いですね。人間の感覚って。
田辺 でも過食するとやっぱり、「あー、何か流れていっている」っていう感じがありますね。消化していっている感じが。

ものを食べずに吸収させる田辺が、ものが吸収される場である胃に関心を寄せるのはうなずける。しかし、ここで興味深いのは「胃が膨れている感じ」「胃に入っている感じ」「胃から下に食べ物が流れている感じ」といった胃の詳細な感覚を田辺が獲得していることである。私たちはなにかを食べるたびに胃に何かが入り、胃が膨れ、そして胃から下に食べ物が流れるといったことを意識するだろうか。囚人が看守の視線を強烈に意識したとき、看守のまなざしは身体感覚に刻印される。看守が見ていようと、見ていまいと規則に反するふるまいをしたら、看守のまなざしを刻印した囚人の身体は、恐怖を覚え、身をすくませ、ふるまいを直ちに正そうとするだろう[1]。

田辺が獲得した胃の感覚は、田辺の身体が看守のまなざしを刻印したことの証である。許されていないものが胃を通して吸収されること。それは看守の決めた規範に背くことである。だからこそ田辺の胃は、規則に反したものが通過しそうになると、それを止めようとする。囚人である身体は、課された規則を自らの身体の中に溶け込ませたのである。

3　消えるおいしさ

胃の感覚を獲得した一方、田辺の身体はおいしさを感じられなくなった。

――二〇〇七年秋

磯野　さっき、「よい食べ物」と「悪い食べ物」について聞いたんですけど、それと「おいしい」と「まずい」というのはリンクしていますか。

田辺　していますね。

磯野　じゃあ、よい食べ物はおいしいと。

田辺　素材で十分おいしい。「いけない食べ物」っていうのは味付けをひどく濃くしたりとかあるじゃないですか。余計に付け足さないと食べれない。

磯野　じゃあ、(さきほど「悪い食べ物」とされた)ドーナツみたいなのは。

田辺　そうじゃないですか。

磯野　まずいほうに入りますか?

田辺　えー。でも、正直、甘い、油っぽいっていうのはありますよね。でも、「吐くからまあいいや」みたいな。

磯野　それは体の中にそういう食べ物が入るのはちょっと――
田辺　そうですね。そういうのは。
磯野　じゃあ、（同じように「悪いものにされた」）ケーキも――
田辺　いや、まずくはないですよね。すみません。まずくないです（笑）
磯野　「よい食べ物」と「悪い食べ物」、「おいしい」と「まずい」はイコールではない。
田辺　ではないですよね。「おいしい」と思いますよね。ケーキとかは。焼肉だったり。「いいにおいだ」って思うし。でも、そういう素材も「おいしい」とは思うし。
磯野　じゃあ、「良くない」って思っているものでも味は好きなものはある。
田辺　そうですね。でも、もう「体に悪い」って言うのが自然条件として出てきちゃうって言うか、そういうブロックが最初からあるので、味だけで素直に（おいしい）っていうのがもうできないんですよね。「『あー、これ好き』っていうのが、単純に言えない」っていうのがあるかなって。最近ちょっとゆるくなってきた感じがあるんですけど。

「味だけでおいしいということがもうできない」という田辺の言葉から、田辺自身が定めた規範そのものがおいしさの立ち現われを抑圧していることがわかる。そして、このようなおいしさの抑圧は前章の澤にも同様にみられる。

――――二〇〇七年春

磯野　ご飯食べているときに「おいしい」という感覚はありましたか。みんなと食べていて、「楽しいな」とか「おいしいな」とかいう感覚はありましたか。

澤　まず、「楽しい」というのはないですね。まあ、味はわかるんですよ。味覚はあるんです。この味は好きな味だとか。でも、「おいしい」っていうのは味覚だけじゃないですね。多分。味、味覚と、やっぱり、気持ちが。やっぱり、おいしかったら、もっと食べたいじゃないですか。でも、自分で「おいしい」と思うことを許していないというか。味は好きだけど、最初から私は皿のここまでしか食べないと決めているんだから、あと一口っていうのは絶対に許せなかったので。だから、「『おいしい』って感じるか」といわれれば、「味は好き」というの「おいしい」なんですけど、だけど、「おいしい」からといってもっと食べるかというと、そうではなく、「おいしい」からと言って、口に感想で出すこともできなかった。「おいしい」っていうと、「もっと食べれば」って言われるから、一切言わなかったですし、ちょっと食べて「あ、お腹いっぱい、ごちそうさま」って言って終わりにしてしまう。食べ始めてからずっとそのことを考えているんですね。ぱっと見て、「あ、今日はこれとこれだけしか食べない」って決めちゃったら、周りがなんと言おうと変えられなかったですし、自分が決めた量を意識して食べるだけなんで。

看守のもっぱらの関心事は囚人が規範を守っているかであり、囚人が何を感じているか、ではない。

これと同様に田辺と澤の関心事は、身体が自分で定めた規則に従って食べているかであって、おいしいと感じているかではない。「おいしい」と感じることは、えてして「もっと食べたい」と思うこととイコールだ。だからこそ二人は規則に反するおいしさを禁ぜねばならないのである。

しかしここで疑問が生じる。おいしさを感じたのは囚人である身体なのだろうか。身体が囚人、精神が看守であれば、それを感じたのは、囚人ではなく、看守ではないだろうか。しかし食べ物は確かに身体にはいった。だとすると、おいしさを感じたのはやはり囚人なのだろうか。田辺と澤がおさえこもうとしている「おいしさ」は精神と身体のどちらに属しているのだろう。

4　概念優位・体験否定型世界観

周縁化される体験

認識の上で自分の存在を身体と精神の二つに分けたとしても、現実の世界で身体と精神は別個に存在してはいない。身体と精神は自らの存在の仕方をわかりやすくするために人間が作り出した概念だからである。[*1、(2)] つまり田辺と澤は自らが身体と精神に分かれるその前に、世界をじかに体験する存在としてこの世界の中にある。身体と精神という別々のパーツが組み合わさって二人ができているのではない。二人が世界に存在するという事実の後に身体と精神という便宜上の分類があるだけである。

しかし田辺と澤は、その便宜上の区分けを受け入れ、さらに身体を精神によって支配されるべきモノであるかのようにみなし、身体が世界と交わり、何かを感じ取ることを拒絶する。これは「『おいしい』と思うことを許していない」、「『体に悪い』っていうのが自然条件として出てきちゃうので、味だけで素直においしいっていうのがもうできない」といった語りに明確に表されているといえるだろう。田辺と澤は、精神と身体という概念上の区分けに基づく身体管理を徹底させた結果、自らが食べ物と具体的に交わり、それを感じているという事実、すなわち食にともなう体験を否定せざるをえないという「概念優位・体験否定型」の世界観を持つに至ったのである。

この概念優位・体験否定の世界観は、二人の食べ物の捉え方にも見てとれる。たとえば二人にとってカロリーは、食べてよいかを判断する際の重要な尺度であるが、カロリーは、ある科学的手法を使うことにより、食べ物から取り出すことのできる概念にすぎない。たとえば私たちは目の前のケーキを食べることはできるが、三〇〇キロカロリーを食べることはできない。田辺が避けていた炭水化物も同様で、私たちは茶碗に盛られたご飯、朝食のトーストを味わうことはできるが、炭水化物を味わうことはできない。炭水化物もカロリーと同じく、ある手法で測定できることのできる概念にすぎないからである。つまり二人は感じとることのできない概念によって自らの食を管理することを徹底化させたゆえ、食べ物を感じることを拒絶した、言い換えると、食べることで生じる多様な体験を自ら周縁化させたのである。

前章で紹介した澤のエピソードを思い出してほしい。澤はなんとかしてクリスマスディナーを友人と楽しもうとしたが、カロリー計算に追われて結局それはできなかった。しかしそれは当然の結果であろう。なぜなら澤は、友人との食事を思う存分感じとることよりも、感じとることのできないカロリーという概念によって食を管理することを優先させていたからである。

その場を楽しむことは、その場の体験をこころゆくまで味わうことである。食べものを目の前にしたとき、匂いを嗅いだときに、口の中に入れて嚙みしめたときに言葉にならずとも私たちの中に湧き上がる食べ物の体験は、私たちが具体的に世界と交じりあっている証拠である。しかし澤はそのゆるぎない証拠ではなく、計りとれるが感じることはできない、外側の指標をよすがとしたため、世界を体験するという他の人にはわからずとも自分には確実にわかる事実を周縁化せざるを得なくなった。

澤が大学二年の時、保健センターを訪れたのはカロリー計算に疲労困憊したからであるという。しかしカロリー計算で疲労困憊するのであれば、栄養士はみな疲労で倒れてしまうだろう。澤が疲れ果てたのはカロリー計算そのものではない。カロリー計算によって自らの身体を監視し続けた結果、澤は自らが世界と具体的に交わっているという事実、すなわち自分がある形で世界と交じりあい、それを体験しているという事実を周縁化せざるを得なくなった。澤はカロリー計算によって自らの存在そのものを否定し続ける生き方に疲れ果てたのである。

5　生体物質論的実践の利点と限界

身体を物理的・化学的な物質としてとらえる生体物質論的な実践は、ふつうに食べられなくなった人たちに食べるための準拠点、つまり指標を数値で与える。ふつうに食べられない人にとって一日一二〇〇カロリーとってよいといった指標はよすがとなるだろう。しかし食べ物と身体を物質として捉えるまなざしは、その代償として体験の周縁化を招く。食べたいから食べるではなく、許す・許さない、あるいは吸収させる・吸収させないの視点で食べものを捉える田辺のまなざしに顕著に見られるように、カロリーや体重といった概念は、食べものや身体を客体化する装置であるゆえ、それらを食の準拠点にすると、おいしいからもっと食べよう・満腹だからやめておこうといった主観的な体験に基づく食のコントロールは放棄せざるを得ない。そのような体験に身を任せると、食べ物や身体を数値で捉えることができなくなってしまうからである。

そして、ふつうに食べられない人たちが澤や田辺のような形で生体物質論的な実践にはまり込み、概念優位・体験否定型の世界観を持つに至った場合、還元主義は「より正しい」栄養学や生理学の情報を提供する、あるいは食ではない「心の問題」に注意を向けさせる以外に術を持たず、しかもそれは概念優位・体験否定型の世界観から脱出させることにはつながらない。なぜなら生体物質論そのものが概念優位・体験否定型の世界観で構築され、さらに本質論は食べるという体験にいっさい踏み込まない形の解決法を提示するからである。

第10章　ぶれる

武藤さゆりの場合

武藤はとにかくよく食べる子どもだった。父の好みで家では和食が多かったせいか、好物は何もかけない白ごはんで、空腹であれば茶碗三杯は食べていた。高校に入り外食ができるようになると、友人が残した分まで食べるときもあった。しかし体質なのか、どれだけ食べても太ることはなく、あだ名は「電信柱」で、身体に丸みをつけたいと無理に食べていたこともあった。

しかし高二になると、そんな武藤も少しずつ太り始めた。周りの女子同様に「このお腹の肉が胸になればなあ」と感じたこともあったが、やせようとは全く思わず、これまでどおりの食生活を続けていた。

ところが受験を控えた高三の秋、特に思い当たる理由もなく、武藤は突然食べられなくなった。自分でも何が起こったのかよくわからず「なんでもいいから食べられるものを食べなさい」と言う母親に従い、栄養がありそうで、噛まなくてもするすると入る野菜ジュースとハーゲンダッツのアイスクリームばかりを食べて、毎日を過ごした。当然体重は激減したが、当の本人は「やせられて嬉しいなあ」とのんきなものであり、一方慌てたのは母親であった。

母親はまず彼女を内科に連れていった。武藤はそこでしばらく点滴を受けていたが、食欲は一向に戻らず、摂食障害の可能性を疑った医師は、その治療で有名な県内の病院を二人に紹介した。

武藤を診察した医師は、穏やかで落ち着きのある初老の精神科医大橋であった。大橋は投薬ではなく、家族療法や対人関係療法、家族会や当事者のグループといった対話を中心に治療を進める医師であり、武藤は週一回の割合で診察に、両親は週一で大橋の病院が開く親の会に参加するようになった。

*

通院を始めてしばらく経ったある朝、武藤はいつものようにアイスクリームを食べていたが、その日はなぜか、手に付けた五〇〇ミリリットルのハーゲンダッツを残らず食べてしまった。今までの生活では考えられない量のアイスを一度に食べてしまったことに驚いた武藤は、以前弟がのどにものを詰まらせた際に母親が指を突っ込んで吐かせていたことを思い出し、自分の喉に指を突っ込んでアイスを吐き出した。

この事件以来、武藤は嘔吐を日常的にするようになり、彼女の状況はよりいっそう複雑になった。体重が落ちていく一方で気分は高揚し、母親の心配がむしろ嬉しいくらいの武藤であったが、彼女のことを心配し、家の近くまで様子を見に来ていた彼氏から連絡が途絶えた頃から、気分が沈み出した。また気分は、「食べられない」から「食べたくない」に変化し、お弁当の卵焼き一個を食べただけでも吐かずにはいられなくなった。また家では、野菜やわかめといったものを一口食べては吐きに行くという日々を続け、たまりかねた母親が怒りだし、食卓で大喧嘩が始まることもあった。武藤の状態は日増しに悪化し、武藤は高校を休学することになる。

休学して一週間もすると、武藤は母親とランチを食べにいけるまでに回復した。ただ学校の話題が出ると、息が上がったり、震えが来たりといった身体反応が起こったため、急いで学校へは復帰せず、一ヶ月間高校を休み、大学受験が迫った一二月、再び学校へ通い始めた。

理数系の科目はひどく苦手だった一方で、文系科目が飛びぬけてできた武藤は、文系科目だけで受験できる大学に照準をあわせ、今まで休んでいた分を取り戻そうと、取りつかれたように受験勉強を開始した。受験勉強中はひどい拒食に陥ったり、嘔吐を繰り返すことはなかったが、以前のような食生活を取り戻したわけでもなく、菓子パンやパフェばかりを食べて武藤は毎日を過ごした。上京し、ホテルに泊まりながら入試に挑んだ際も、ホテルで提供される食事は取らず、レストランや喫茶店のパフェばかりを食べるという徹底ぶりである。

糖分たっぷりで挑んだ受験は、複数の有名大学合格という華々しい結果で幕を閉じた。親や学校は大喜びであったが、一方の武藤は複雑であった。南米のダンスや音楽が大好きだった武藤は、舞踏とスペイン語が学べる大学を当初志望していたが、もっと偏差値の高い大学へ進学をさせたい親と、有名大学への進学率を上げるために必死な学校の猛反対を受け、難関大学の英語学科に志望先を変えており、武藤が受かった大学は、すべて親と学校の意向に沿ったものだったからである。

その頃やりたいことなんてさっぱりわからなかったです。「親が世界で活躍する子になってほしい」みたいのがあったんで、「じゃあまあ英語かな」という。ものすごい適当な――「もう自分の意思などない」という感じでしたね。

*

大橋のもとへの月一回の通院を続けながら、都会での一人暮らしが始まった。受験が終わってからは、比較的落ち着いていた武藤であったが、大学生活が始まると、拒食が再びひどくなった。授業にはきちんと出席し、サークルにも入って知り合いを作ることはできたものの、人と一緒に食べることができない武藤は、誰とも親しくなることはできず、サークルはすぐに退会した。パスタ屋でバイトを始めたが、まかないが出るたびにその対処に困り果て、食べてしまったときの焦りや恐怖感に苦しむ日々が続いた。

またこの頃は嘔吐に慣れていなかったため、食べたものをうまく吐ききれず、狂ったように歩き始めた。電車を使わず、一時間かけて学校へ歩いて通ったり、バイトが終わると、深夜から早朝にかけて夜の街を歩き回ったりした。食べる量は日に日に減り、とうとう武藤は口に含んだ水まで吐き出すようになった。当然体重は激減し、高校の時に五六キロほどあった体重が夏休み前には三八キロにまで落ち込んだ。身長一六九センチの武藤にとって、この体重は生命を危険に晒しかねないものであった。普段は内科的な処置を行わない大橋も、この時ばかりは血圧や心電図を取り、万が一のときにはすぐに内科に入院させる手はずを整えていた。しかし大橋は、無理に歩くことをやめさせようとはせず、今までどおり静かに武藤を見守る姿勢を貫いた。

夏休みに入ると武藤は実家に帰り、そこで親に見守られた生活を送った。しかし、夏休みが明け再び東京に戻ったものの、大学には一日通っただけで行けなくなり、マンションのベッドで動けなくなっていたところを父親に発見され、そのまま実家に連れ戻された。大学はいったん休学となり、翌年三月に退学届けを提出する。

退学後、バイトや旅行をしながら一年間を過ごした武藤は、翌年の春に専門学校に入学した。休学中に訪れた離島の自然やそこに住む人々に心を打たれ、エコツアーガイドになりたいと思ったからである。しかし入学後、人数不足からそのコースは廃止となり、武藤は全く興味のない大人数のコースに勝手に組みこまれてしまった。彼女は初日から挫折感を味わい、学校へは三ヶ月通っただけで行かなくなり、生活のリズムは完全に崩れ、ひたすら過食嘔吐をくり返し、一日中寝ていたりするような日々が続いた。しかしこの時の武藤は、興味のあった南米の音楽やダンスの教室に通い、またバイトも楽しかったため、実家には戻らず東京での生活を続けた。

それから半年ほど経ったある日、武藤は、休学中にやった配膳の仕事で知り合った仲間から、事業を立ち上げるので手伝って欲しいと依頼される。嫌といえない性格が災いし、東京でバイトをしながら、故郷での仕事も手伝うという多忙な生活が始まった。

しかし、往復で二時間近くかかる東京と故郷の二重生活はすぐに立ち行かなくなり、仲間と事業を立ち上げた半年後、武藤は故郷に帰った。帰るとすぐ、事業で知り会い、付き合うようになっていた男性と同棲を始めるが、価値観の違いから二人はすぐにすれ違いはじめる。武藤は彼の前では拒食になり、彼のいないところでは過食をするという生活をするようになっていった。結局同棲は三ヶ月しか続かず、武藤は違うところでバイトを見つけたということを口実に彼と離れ、一人で暮らすようになる。

彼と別居をした頃から拒食はさらにひどくなり、自殺願望も強くなった。武藤はカフェインの錠剤を一〇錠飲んだことをきっかけに病院に担ぎ込まれ、そのまま入院となる。

「体重を回復させる必要があったため、大橋と相談して、「食べた後、一時間吐かずにいられたら外出を許可する」というような治療法を試したが、これは全くの逆効果で、嘔吐ができないと爪で腕を引っかき父親に羽交い絞めにされて止められたり、医師や看護師の目を盗んでは食べ物を買ってそれを過食し、完全に吐き切ったりといった行為を繰り返した。

武藤の体重はこれまでで最低の三五キロになり、脈も弱くなって、緊急に栄養状態を回復させる必要が生じた。そのための点滴を受けることは、武藤の望むところではもちろんなかったが、それが嫌なら内科に転院してもらうしかないと大橋に言われ、しぶしぶそれを受け入れた。しかし点滴の合間に体操をするなど武藤は回復への意思を全く示さず、ふだんは静かな大橋もたまりかね「頑張らなきゃ駄目だ！」と檄を飛ばすほどであった。

「死にたい」と言い続け、頑なに食べることを拒んでいた武藤であったが、「お願いだから死なないで」、「家に帰ってきて、何もしなくていいから、もう一回一緒に頑張ろう」と母親が涙を流しながら訴えたことで、回復の意思が芽生え、退院した。同棲をしていた彼とは別れ、幼い子供と母のような濃密な母子関係の中で徐々に体力をつけ、二ヶ月後には、再びアルバイトを始めようと思えるほどにまで武藤は回復した。

体力は回復したものの、「これからどう生きていったらよいのか」、「どのような道に進んだらよいのか」と悩んだ武藤は、そのことを精神疾患や知的障害を抱える人々のための施設を運営する、中年の女性に相談した。すると彼女は、「頭でいろいろ考えている暇があったら、自分の食べるものを自分で作ってごらん。自分の食べるものも自分で作れないのに、生き方がどうこうとかっていうのは間違っている」と話し、その施設がやっている米作りを手伝ってみないかと武藤に勧めた。腑に落ちるところがあった武藤は、米作りに関わってみることにした。

同時に武藤はアルバイト情報誌をめくり、体力的にはきついが時給の高い、夜勤の荷物仕分けに目星をつけた。しかし無理に働いて体調を崩すパターンを見ていた両親は、「もう少し慎重になったらどうか」と武藤に勧め、代わりに父親の経営する会社が立ち上げる飲食店でのオープニングスタッフの仕事を、米作りが終わるまでの期限付きですることになった。

私が武藤と初めて出会ったのはそんな頃である。これまで出会った人たちのほとんどは、おしゃれが好きな普通の女の子といったよそおいであったが、武藤は彼女たちとは異なり、髪の一部を細いみつあみにし、ジーンズにエスニック風の上着というラフな格好で待ち合わせ場所に現れた。

よく晴れた初夏の日であったため、武藤は近くの公園に私を案内してくれた。木立の下のベンチで行われた初回のインタビューは三時間近かったが、武藤は落ち着いた口調で、理路整然と、しかし時には冗談を交えながら、これまでの歩みについて語ってくれた。

＊

私との出会いから約二ヶ月が経った頃、武藤は南米ダンスのワークショップに参加し、現地から来ていたアーティストと触れ合う中、米作りの終了後に南米に行く決意を固める。

一方、父の会社でのアルバイトは、徐々に忙しさを増していた。米の収穫が終わるまでという期限付きで始めた仕事ではあったが、飲食関係の仕事であったため、食品が大量に廃棄されるのが、食べ物にこだわりのある武藤にとってはとても辛かった。またオープニングから関わったこともあり、武藤は予想以上に責任のある仕事をこなさねばならず、それは心身ともに武藤の負担となった。忙しさと並行するように、武藤の過食嘔吐は激しさを増していった。朝八時に職場へ出かけ、夜七時くらいに帰ると、四〜五千円を費やして、明け方まで過食嘔吐を続け、時には過食をしながら眠り、気付いたら夜が明けていることもあった。武藤は、「過食嘔吐がなければどれだけ楽だろう」という気持ちと、「これがなければ仕事はやっていけない」という矛盾した気持ちを抱えながら、なんとか自分の仕事をこなし続けた。

米作りは、一〇月の稲刈りをもって終了し、武藤は当初の約束どおり一二月にバイトを退職した。およそ一年間のアルバイトを振り返り、武藤は次のように日記に残している。

「卒業…？」

昨日で勤めていた店をやめました。

事前会議から関わってほぼ毎日通う生活で半年。私の仕事遍歴の中では最も深く長かった。

父の会社の経営ということで、自分の微妙な立場の辛さ、現場外から見えない指示を出されること、こちらの声が届かないこと、他のバイトとの関係、持病の症状悪化など苦しいこともたくさんあった。

中退ばかりしている私
今回は「卒業」と言えるのか？　その答えはたぶんでないけれどこの仕事で経験したこと、出会った人、その人たちから教わったこと、全て宝であることは間違いない。

父との関係にも、わずかだが変化があった。

それは父の背負っているものを少し感じられたから。

会社というところはまぁ予想したとおり私には馴染めない世界だったけれど、今後も自分のできることの範囲で少しでも力になれたら、という気持ちを持った。

共にいた人たちへ、ありがとう。

＊

現地の治安が悪化し、日本政府から渡航延期や退避勧告令まで出され、渡航が一時危ぶまれたものの、武藤は南米に向けて旅立つことができた。現地の音楽と踊りを学ぶ、約一ヶ月のワークショップである。現地に入ってから始めの一週間は、戒厳令が敷かれ、外出もできない状態が続いたが、戒厳令が解かれ、踊りのレッスンが始まった後の生活は、予想を超えて楽しく充実したものとなった。現地の人々と音楽を奏でダンスを踊る中で武藤は、「音楽やダンスが上手くなって皆に認められたいのではなく、自分はそこにいる人たち、そして一緒に楽器を叩いたり踊ったりしている時の感覚が好きでたまらないんだ」ということをはっきりと自覚し、「南米の音楽や踊りからは一生離れられない」と強く感じた。

また南米で培った人間関係も大変貴重なものとなった。南米では六人の日本人とガイド兼通訳の現地の女性、および音楽とダンスの指導に当たる先生や演奏家、そして身の回りの世話をしてくれる人たちの総勢一五名ほどと常に行動を共にした。家族以外の誰かと二四時間行動を共にして上手く行ったことがなかった武藤は、当初この状況が不安だったが、小さないざこざはありつつも時間を共にできた人たちは話しやすく、また共感できる部分がとても多かったため、武藤は皆と打ち解け、こころの通った交流をすることができた。

これまでも武藤はベトナムやエジプトなど複数の国へ一人旅に出かけていたが、そのときは日本でのいざこざから逃避したくて旅に出ていた感があり、また旅先で感動することがあっても、それは自分だけのものであった。しかし今回の旅では、楽しかったことや感動したこと、辛かったことや大変なことを、常に誰かと共有することができた。

また食事に関しても問題は全く起きなかった。南米の食事は油っぽいものが多く、そのような食べ物が苦手な武藤は、食事に関して一抹の不安を抱えながら旅立ったが、そのような心配は杞憂に終わった。彼女は南米での食事を次のように振り返る。

本当、毎日「あー、お腹すいた。」って言って、ご飯食べて「あー、おいしかった。」みたいな。当たり前だけど「(お腹が空くから)ご飯食べているんだよ」みたいな感じだったから、何にも気になる要素がなかったというか。

現地では、火を起こすところから始め、三、四時間かけて作ってもらった料理を、皆でわけ合って食べた。食べ物の保存が出来ないため、出された料理がその日の全てであり、食べ残しもなかった。必要以上に食べ物が溢れている日本と異なり、南米では「人と人との温かい繋がりが感じられる食べ物が、生きるために必要なだけ提供されていた」と武藤は振り返る。高校で興味を持ってから四年の時を経て、ついに武藤は南米の地を踏み、そこで得た体験は、武藤のその後の生き方の礎となって、彼女を支えてゆく。

＊

南米から帰ると休む間もなく、武藤は新しい仕事を開始した。南米に行く少し前、父親の経営する売店にパンを卸している店の老夫婦の後任が必要となり、それを引き継がないかという話が、両親から来ていたのである。

あまりにも唐突な話に武藤は驚いたが、帰国後の生活はノープランであった武藤にとって、これは悪い話ではなかった。食べ物を作る仕事は自分がやりたいことであるし、武藤の住みたい地区に老夫婦の厨房はあったからである。武藤はこの話を受けることにし、帰国後三日とたたないうちに、老夫婦の家に引越をした。

当初父親から聞いていた話は「湧き水を使って天然酵母のパンを作っている夫婦がおり、今年で辞めてしまうから後をやらないか」、「朝早くからの仕事だけど、それが終わればあとは自分の好きに使える」というのどかなものであった。ところが蓋を開けると話は大違いで、天然酵母のパンは全体のごく一部でしかなく、あとはできる限り安く仕入れた素材でのパン作りがほとんどであった。さらに商品を週七日絶やさないため、早朝三時に起き、調理、配達、片付け、仕入れ、次の日の準備と駆け回り、仕事が終われば夜になっていることも珍しくなかった。

武藤もあまりの忙しさに驚きを隠せず、母親も「こんなことなら、さゆりに勧めなかった」と父親を責めた。しかし父親は以前に言ったことをよく忘れてしまうため、母親がいくら怒ったところで何も変わらなかった。

武藤は状況を受け入れ、ひたすら仕事に励んだ。重労働に加え、店を中心となって切り盛りしている奥さんは個性が強くて気を遣うことが多く、心身ともに疲労がたまり、たまの休みの日には一日中こっそりと過食嘔吐をしているときもあった。

しかしその一方で、奥さんはたくさんのことを武藤に教えてくれた。

——二〇〇七年冬

磯野　奥さんの話の中には生きるヒントがたくさんあったとありますが、それはどんなことでしょう。

武藤　「何やっても生きていける」とか、そういうことを言っていて。彼女自身がそういう人生を歩んでいる人だったから。普通で単純な言葉だけど、すごく説得力を感じて、勇気をもらったし。具体的には何だろう。悪いこととか、嫌なことがいっぱい続いても、「今日は嫌なことが三つ終わったから、これで終わり」とか、一日悪いことが三つまでしか起こないって彼女の中でルールを決めていて。で、彼女が二つやって、私がなんかすると、「さゆちゃんで三つ目が終わった、ありがとう」みたいなささいなことなんですけど。あと、人になんかされたときとかも、「だますよりだまされたほうがいい」とか、本当にすごくいい人で。

磯野　「何しても生きていける」っていうのは、さゆりさんにとっては大きな言葉だったんですか。さゆりさんの中に、「こうやって生きなきゃいけない」というようなイメージあったんでしょうか。

武藤　それは親にかけられていたプレッシャーと、逆の感じで言われたことだったからじゃないかなあ。親はずっと私のことを心配して、「自立して欲しい」とか、「自分の力で何とか生きて欲しい」とかいう希望を持っているじゃないですか。だから、こういう話も持ってきたし、いろいろ言うのもそうだし。なんかそういうプレッシャーを常に感じていた私にとっては、「なるほどな」って思えることで。「今、ここを一生懸命やろう」と思える。それは、「失敗してもいい」ってことですよね――何やってもいいっていうことは。でも親の考え方だと、「今やっていることを失敗しちゃいけない」というか、「駄目になったら困る」っていう感じだったけど、おばちゃんはずっといろいろなことをやってきて、駄目だったらやめる。で、次をやる。それでなんとかなって生きてきていて。「これが駄目でも、次のことやれば生きていける、そうなんだ」ってすごい思った。だから、私が「この仕事を必死でやんなきゃ」って思っているときに、「別にこれずっとやらなくてもいいんだよ」とか。うん。

そして、弟子入りをしてからおよそ一年後、武藤はついにひとり立ちの日を迎える。

ひとり立ちの日です。
昨夜仕事の段取りをして、朝三時ごろ戻って四時まで寝られる、と思ったらなんとおばちゃん、もうがんがんケーキを焼いている。
何時からやってたんだろ
六時には八〇個完成
いつもはクッキーは一種類だけなのに二種類も作って
フランスパンはいつも三二本なのに九六本
ロールパンは普段一五〇個くらいなのに三〇〇個
やりすぎなんじゃないかと思ったけど最後の日という心境を思うと言葉には出せずもくもくとやった。
全部仕上がった時おばちゃんが「あー、一年分はたらいた!!」と言ったのでほっとした。

そうか、正気だ。

心を込めて、「おつかれさまでした」を言った。

先生夫婦は明日の朝この地から旅立つ。

そして私は今日からただ一人で受け継いだこの店をやっていく
居候として先生夫婦と過ごした日々はつらいことも多かったけれど、こどものように育ててもらった。遊びまわって朝帰りしてそのままそーっと仕事してると、何も知らないかのような感じでいて、朝一番の配達が終わると必ず「少し寝てきなさい」と言われた。

自分たちはずっとパン食の生活だったのに、私の好みが分かると毎朝ゴハンとおみそ汁を用意してくれた。

そして作業しながらラジオのように聞いていたおばちゃんのにぎやかなおしゃべりの中には、生きるヒントがいくつもあったし私が南米に行っている間にやつれ果てた両親に、「あの子はあそこにいる間は殺されることはあっても自分で死ぬことはないからええんやんか」と言い放って二人を救ってくれた。

感謝でいっぱいです。

今こころはしーんと水のようです。

＊

一人立ちしてから、武藤の仕事は一層ハードになった。今まで三人でやっていた仕事をすべて一人でこなさないといけなくなったからである。

――二〇〇七年冬

朝は二時、遅くても三時過ぎには起きて、てんてこまいになりながら、ばたばた作って、八時になったら売店に届けて、戻ってきて、もう一つの売店に行って。そして、またばたばた帰ってきて。厨房は調理器具が、がしゃがしゃに広がっていて、クッキーの型とかがこの辺にわしゃーってなって、それを必死こいてまず片付けて。その間に電話で注文とかかかってくるんです。しかも片付けがすごく嫌だから、片付けているときにすごい調子悪いと、なんか食べ吐きしちゃったりするんですよ。その辺のものとかつまみ食いしちゃったりとかして。で、そんなことしている間に二時間とか経っちゃって、明日のものを作り始めると、足りないものが出てくるから、それを午後から買いに行って、また作って。それで、ケーキは大体前日に作るから、終わったら、朝からじゃないとできないものを作る。粉計るとか材料作るとか、そういう仕込みが一杯あるんですよ。ついでに、その間にも飽きてくると食べ吐きしちゃったりとかして。

それで、この三日くらいは夜九時くらいになれば、あとは朝に回そうって思って、部屋に戻ってちょっと寝られるんですけど、前までは厨房で、「こくっ」てなって、「はっ」て起きて、「で、これもやっておかなきゃ」って。で、また「こくっ」てなって、またやってみたいな感じだったから、ほとんど寝られなかった。

おばさんは、引継ぎの際に仕事を減らしても構わないと言っていたが、責任感の強い武藤は、商品を待っている人がいると思うと、仕事を減らすことができず、過食嘔吐をしながら、必死になって仕事を回した。時には事務仕事に集中するために、あえて過食をしながら行ったこともあったという。

はじめてうまく食べられなくなった高二の秋から七年が経過していた。過食嘔吐は忙しさや疲れから逃げるための手段としてすでに欠かせないものになっていたのである。

第11章——「家族モデル」の閉じられた救済

武藤が店を引き継ぎ、寝る間もないような生活を始めてから四ヶ月後、白熱灯に照らされた木彫りのテーブルが並ぶカフェに私たちはいた。四ヶ月前は寒さが厳しく、家の周りには雪も残っていたが、とうとうこの一帯も遅い春の訪れを迎えていた。

——二〇〇六年春

磯野「太ってしまうのが嫌で吐く」とよく聞くのですが、さゆりさんの場合は、そうではないですか?

武藤　ないんですね。その当時はそう思ってないですけど、今振り返ってみれば自分が「何をしたかったのかな」って思ったときに、多分「無理だよ」って言えなかったっていうか。

磯野　無理?

武藤　自分に対して「自信」ってものは全くなかったんですよ。だから、大学受けてることとか、「大学を受けて、その後どうなるだろう」とか、そういう全てが「私にはできない」というか、「私には無理」というか…。「私はちゃんとやっていけないよ」って思っていたんですけど、誰に対しても不安をぶつけるわけにはいかなかったというか。「私はなんでもできる。がんがん一人暮らしして、さっさと出て行くし、大学なんて、ちゃんといいところ入るし、社会に出るなんて楽勝」みたいな態度を親にはしていて、でも内心はものすごい、「私、何にもできない」って思っていて。「私、何にもできない」っていうのを身体で表現したというか。周りが言ってくれるじゃないですか―「あ、もうそんなやせているから。無理だから、学校休みな」って。たぶん自分は「学校休みたい」っていえなかった。こう「病気を作る」っていうか。もともと、ちっちゃい頃は弱かったけど、丈夫になっちゃって。弟が病院通いしてて、妹も結構風邪引いたりとかで、親に構ってもらえたりとか。自分で病気を作って、やせることで、親が気にしてくれる。「そんなに頑張らなくていいよ」って言ってもらえる。それがたぶん目的だったんじゃないですかね。

高三で拒食症と診断され高校を休学して以降、やせれば苦痛から逃れられることが刷り込まれてしまったと武藤は話す。実際、武藤はひどくやせて環境を一変させることに、これまで三度も成功している。一度目は高校の休学の時、二度目は大学の退学の時、そして三度目は激やせとオーバードースで病院に担ぎ込まれ、退院後は一人暮らしをやめ、実家に戻った時である。これらの変化はいずれも武藤が望んだものであり、その変化の後に武藤は急速に拒食から脱してゆく。武藤はなぜ「できない」と言葉で伝えることができなかったのだろうか。その理由について武藤が語るとき、その語りの中心にあるのは、母を中心とした、両親との関わりである。

＊

旧家として知られる武藤の家に二〇代前半で嫁いだ母は、古くから続くしきたりを守らねばならないという重圧の中で生きていた。

父は両親を早くに亡くしており、舅と姑との関係はなかったが、同居する父の祖父は、母の一挙一動をすべて監視し、外出時間や帰宅時間、外出先などを日記に記録していた。さらに近くに住むおばは、食生活が安定せず、作っておいた食事がいつの間にかなくなるとか、食事の時間になると突然いなくなるといったことがしばしば起こったという。

母の生活をさらに過酷にしたのが、弟の知的障害である。弟の世話に追われる母は多忙を極めたが、父が母に対して思いやりを示すことは一切なく、家事と弟の世話で疲れ切った母の不満をすべて聞いていたのが、幼い武藤であった。武藤は母の愚痴を聞いて、母を守らねばならないと感じ、また自分のことを話すと、母が落ち着いてゆくのを見て、「母は自分のことをすべて知っていたいんだ」と感じるようになった。武藤は毎日、帰宅した途端にはじまる母の愚痴をすべて聞き、その日あったことを洗いざらい話すようになっていった。

＊

母に対してこのように接していた武藤であったが、あるがままの自分を受け入れてもらっているという実感は全くなかった。

小学校の時である。低学年までの武藤は、内向的でおとなしかったが、三年生のときに、怒るときは思いっきり怒るが、褒めるときも思いっきり褒める教師に担任が代わったことをきっかけに、とても活発な生徒になり、学級委員長も務めるまでになった。しかし、五年生で担任が再び変わると、一方で児童会をやりながら、一方で皆を誘導して授業をボイコットしたり、授業中に菓子を食べたりする「問題児」になり、学校と親を悩ませた。武藤は成績優秀であったため、その点では親に褒められたが、そのような行動は親の理解を超えており、両親はのんびりした妹の佑香と姉の武藤を比べるようになった。「佑香は頭は良くないかもしれないけど、すごく気立てが良くて、性格がいい」、「さゆりは頭はものすごくいいけど、性格はちょっと」と、親が比較をするのを聞き、自分は勉強で結果を出すしかないと、いつしか思うようになっていったという。

そんな武藤は、甘え上手な妹がうらやましかった。雨が降っていると学校や塾に送ってもらったり、宿題ができないと代わりにやってもらったりといった、妹がふつうにできるささいな頼みごとを、なぜか武藤はすることができず、そんな自分の性格形成にかかわったエピソードを彼女は二つ挙げた。

小二の時、親にだだをこねる友人をうらやましく思った武藤が、同じことを父にしてみると、友人がそこにいるにもかかわらず、父は烈火のごとく怒りだし、武藤に手を上げた。さらにそれだけにとどまらず、「自分のせいで嫌な思いをさせて悪かった」と、その友人の家に父と一緒に謝りに出向いたという。

中学の時、母に塾まで送ってもらった武藤が何も言わずに車から降りると、母は「感謝の言葉がない」とひどく怒り出した。「そんなつもりではなかったのに」と武藤はとても驚いたという。これ以降も心の中では「ありがとう」と思っているのに、それが上手く伝わらず、母を怒らせてしまうことが続き、「そんなに感謝をしなければならないのなら、頼みごと自体をしなくていいや」と開き直るようになったという。

さらに、甘えてはいけないという武藤の思いは、成人になってからの彼女の日記にも現れる。

——二〇〇六年秋

急に決断をせまられる話が持ち上がって意見を仰ぐためにひさしぶりに実家に行った。

父と話すのはいまだに苦手だ。

自分がいかにダメなやつかということを改めて突きつけられる気分になり、本気で描いていた夢が、幼稚園児の「仮面ライダーになりたい」というのと同じに思えてくる。

そしてまた、一番きらいな台詞を言われてしまった。

「あまえてる」

自分が欠点だらけなのはわかってるからいいかげんんだ、とか、自分勝手だ、とか言われても、ちょっとはへこむけどそうだよなー、がんばりましょう。と思えるんだけど、これだけは。

物心ついた時から「あまえちゃいけない」ということを常に心に持っていた。そのためにものすごい孤独感に苦しんだこともあった。いろんな経験をして、時に甘える必要性のあることがわかってからも、しっかり刻み込まれた呪縛のコトバは私の行動を左右し続けている。

それなのに私は何度この台詞を言われたことだろう。

これを言われるとなにもかもどうでもいい気持ちになる。


武藤は自らの拒食を、あるがままの自分を認めず、また甘えることを許さなかった両親の養育態度と絡めて話す。妹や弟は勉強ができなくても親に気にかけてもらえるが、自分だけはそうではない。成績がいいときしか親は自分の方を向いてくれなかった。だから自分は辛い気持ちをやせることで表現した。こんなにやせていたら何もできないから休めばいい。そう言ってほしかった。

1　娘と母の物語

実はこの武藤の語りは、第6章で紹介した摂食障害の原因を親の子育てに求める「家族モデル」そのものである。武藤が指摘した夫婦の問題を子どもに愚痴る親、成績がよいときだけほめるといった子どものありのままを認めない親の態度は、摂食障害にありがちな親の姿勢として家族モデルの中で指摘されている。つまり武藤の親についての語りは、専門書に書かれているそれと瓜二つなのである。

しかし家族モデルをそのまま写しとったような武藤の語りが家族モデルの正しさを裏付けるとみなすのは早計だ。なぜなら武藤は拒食症の診断を受けて以降、摂食障害に関する専門書を読みこんでおり、そこで得た知識が武藤の思考・行動パターンを枠づけていた様子がうかがえるからである。そこでまず、武藤が拒食に陥る直前の高三の秋に話を戻すことにしよう。

専門知識を身にまとう――菓子パンとパフェの謎

前章で紹介したように、武藤は高三の秋に拒食症と診断され、摂食障害には親が影響することが多いと考える精神科医のもとに週一で通うようになり、一方両親はその病院が主催する家族会に参加するようになった。しかしそれにもかかわらず、武藤の拒食は日に日にひどくなり、ついに一ヶ月の休学を余儀なくされる。ところが一ヶ月の休学をはさみ受験勉強を本格的に開始すると、野菜を一口食べては吐きだすというような休学前の食生活とは打って変わり、菓子パンとパフェばかりを食べて生活するようになった。

さてここで考えてみたい。なぜ菓子パンとパフェなのだろうか。しかも受験に入る前は、このようなものは口にしていなかったのである。ここにはどのような意味があるのだろう。

初回のインタビューでこのことについて聞いてみると、次のような返答が返ってきた。

――二〇〇六年春

磯野　〔菓子パンやパフェばかりを食べていたそうですが〕基本的に甘いものが好きなんですか?

　そうではない？
武藤　なんなんですかね。その時期やけに。やっぱり、そういうのって生理現象じゃないですか。
磯野　生理現象——
武藤　人間追い詰められると甘いもの。やっぱ、受験の時期で、脳が必要としていたのかな。すごい本能で生きていたと思いますよ。その時期。
磯野　でも、その時期は基本的にあまり食べていなかったんですよね。
武藤　はい。
磯野　〔菓子パンとパフェを〕食べた後に、吐いちゃうことはありましたか？
武藤　〔受験の時は〕吐いてはなかったですね。なぜか別に。パフェと菓子パンだけなら食べていいみたいな。その時期どっちかっていうと、「栄養をとりたくない」というか、ちゃんとしたご飯を摂りたくない。なんていうんですかね。病人でありたかったんで。
磯野　病人でありたかった。今考えると——
武藤　今考えると。だから、とりあえず、「栄養なさそう」っていうか、太りはするかもしれないけど〔菓子パンとパフェは〕健康にはならないじゃないですか、野菜とかそういうのは逆に嫌だったんですよね。健やかになってしまいそうで。で、もともとパフェとか好きだったんですかね。で、それだけっていう感じで。

ここにあるように、この時の武藤は菓子パンとパフェばかりを食べていたことを生理現象として説明する。

しかしこの説明は現実と矛盾する。なぜなら武藤は受験前、菓子パンやパフェは一切口せず、アイスクリームと野菜ジュースだけの食事から次第に野菜や海藻ばかりの食事に移行していたからである。菓子パンとパフェの生活が単なる生理現象であれば、休学するほど身体が衰弱したときこそ、それらを食べてもよさそうなものではないだろうか。

この点について、それから二年後に今一度たずねると、「その当時そんなに深く考えていたわけではないけど」と前置きした上で、それには自分が仕入れた栄養学の知識が関わっていると武藤は話した。武藤は摂食障害と診断されて以降、栄養学事典などを見て、どの食べ物がエネルギーになるか、どの食べ物が血糖値が上がりやすいかなど徹底的に研究しており、その知識が受験期の食生活に反映されているというのである。

——二〇〇八年秋

それ、なんていったらいいんだろう。多分、自分の中で受験を到達するっていうのは、親にとっての希望でもあるけど、「自分の中でもそれをやり遂げたい」っていうのもあって。でも、「親にとって心配な状態でありたい」っていうのもあって。で、それをトータルすると、野菜とか全然頭がボーっとしたままになっちゃうというか、脳のエネルギーにならないものでは駄目じゃん。（勉強）できないじゃん。血糖値が下がりっぱなしのものだと。

でも、急に普通にご飯とか食べていたら、うちの親は安心しちゃうじゃん。そのころはまだ「パフェとか菓子パンしか食べないのよ」っていう感じになるわけで—ちょっと異常な状態。でも脳は動く。ボーっとしないで、ちゃんと糖分が補給されて。

武藤は菓子パンとパフェしか食べない食生活について、生理現象であることを当初強調していたが、それから二年後、これまでに身につけた知識を利用し、受験は可能でありながらも親には心配し続けてもらえる食べ物を選択していたと話した。つまり武藤は家族モデルにおける患者の役割を、親、医師、自分の三角関係の中で引き受け、患者という役割を担ったまま、受験を乗り切る方法を選択していたのである。

拒食症患者として身につけた知識が武藤の行動に影響する様子は、武藤が緊急入院をした際にもうかがい知ることができる。武藤はこのとき徹底的に治療を拒否したが、内科に転院させると言われるとしぶしぶ治療を受け入れ、また母が涙を流して一緒に頑張ろうと言ったことを契機に退院し、体重はその後回復に向かう。武藤はこの時のことを振り返り、「死にたい」と言い続けてはいたものの、その本心は「死にたい」ではなく、「彼氏のところに戻るのが苦痛なので、母のところに戻って安心したい」というところにあったと話す。つまり武藤は、これまでの体験から「やせた身体」が自分の言葉を代弁することを熟知し、自分の行動があるメッセージとして意味を持つ環境下——すなわち内科ではなく、これまでの担当医の保護下——に身をおきながら、母が自分のメッセージを受け取ってくれることを、ひたすら待っていたとみることもできる。

家族モデルへの強まる確信

退院後、武藤は自分で生計を立てるようになり、そのころから通院はやめていたのだが、それから一年近く経ったある日、担当医の主催する当事者のミーティングにゲストスピーカーとして招かれた。ゲストスピーカーは他に二人おり、彼女たちは親と自分の関係を中心に話をしたが、武藤はそのことではなく、大好きな南米に行ったことを中心に話を展開した。

しかし武藤はミーティング後、南米の話は参加者が聞きたかったテーマではなかったのではと考え、なぜ自分は他のゲストのように親のことを話さなかったのかと自問自答するようになった。友人にそのことを話すと、「それはそれでいいんじゃないか」といった返答をもらったが、武藤はあまり納得がいかず、「言いたいことはもっと他にあったのではないか」と考えた。するとこの振返りと並行するように、拒食が始まったころの武藤の語りに明らかな変化が生じていた。

――二〇〇九年夏

磯野　（拒食の）きっかけは「とにかく食べられない」ことでしたよね。

武藤　きっかけは寂しくて、夏ばてもあったのかな。そんなだったと思うんですよ。でも、そのときの私の精神状態を考えてみたら、彼氏がいたけど、気持ちが通じていなくて、暖かくない関係で。家に帰るとお母さんはいらいらしているし、お父さんは私に対してOKじゃない。私がどこにいてもOKじゃない状態が全部にあって。

学校でも、友達づきあいはしているけど、「この学校って変じゃないか」とか、「このまま受験に向かうのか」とか、そういうことを話しあえる友達がいなくて、どこにもOKな場所がなかったって思ったんですよね。で、たまたま食べられないっていう状態になったら、あんなに駄目出ししていた親が、あんなに優しくなって。結果的に彼氏は離れたけど、そのときに私にとって必要だったのは親だったんでしょうね。親が私に向いたんですよね。それははまっちゃいますよ。なんか、「そこかな?」って。改めて振り返ったら。「はまった」って感じ—そのことに。なんか寂しくなくなったような。だから、あんなにテンション高かったんだろうなって。

磯野　以前、彼と別れてからうつっぽくなったと仰っていましたが—

武藤　そう思ったんだけど、今思い出すと、彼がいなくなったことで、自分的には「落ちるもんだ」と思うじゃないですか。でも、母に聞いても「超ハイテンションだった」って言いますよね。私が考えてみても、確かにすごいおしゃべりになっていたし、最初に先生に会ったときとか、すごいピシッてしていたのを覚えているんですよね。それが嬉しかったのかな、状態が。

これまでのインタビューで武藤は、拒食になったばかりの頃は気分が高揚して楽しいくらいであったが、彼氏が離れていった頃にうつ傾向になり、また拒食もひどくなったと話していた。しかしここにおいて武藤は、彼氏がいなくなってうつっぽくなったというのは思い違いであったとし、「自分に必要なのは彼氏ではなく親であった」と両親との関係により重点をおいた形に語り方を変えている。またこの時のインタビューで武藤は、自らの拒食と親の関係について確信に満ちた口調でこう述べた。

磯野　「(食べられなくなって)両親がこっちを向いて嬉しかった」というのは以前にも何回かお話してくれましたね。

武藤　つまり、拒食の状態というのは、親に受け入れられるための「チケット」っていうか。私が拒食になるタイミングって、東京に帰りたいとか、彼氏と離れたいとか、そのままの私では帰れないので、過食は逆に「親元を離れたい自分の意思」というか、「出て行く自分のあがきなのかな」って思って。ひどい言い方だけど、私にとって「親に受け入れられる人間になる」ということは、「エネルギーを失って、死に近い状態になる」ことなのかなって。

実は先月親に絶縁されたんですよ。連絡を一切絶って、会わない。こないだのイベントでばったり会ったんですけど、わたしは壇上にいて、親は一切話しかけてこないし、電話も一切なし。

それが四月の終わりかな。母が何度かうちに来るようになっていて、親が今の私の状態のことを不満に思っているのを頻繁に言うから、彼氏といることとか、彼氏のこととか、で、もう一度話さないと駄目だと思って…

親は安定した経済状況がない状況にさせるのがいやなんですよね。私の彼はバツイチで、養育費もあって、安定した仕事がない。フリーの職人で。で、それが私がやっている仕事にくっついてくるのが嫌。私は、お金が必要だけど、私たちの基準でやっていきたい。お金にはならないけど、「やりたい方向性はこっちだ」というのははっきりとあったから。で、彼が外に（仕事に）行って二人が離れると、時間が分かれて（やりたいことが）できないから、自分にとってOKではない。でも親は受け入れてくれなくて……。

で、私からじゃなくて、親のほうから「二人でやっていくってことだね」って。「あなたはお父さんのおかげで仕事をさせてもらっているのに。自分でやるっていうなら、私達は一切関わらないから」って。多分父はそんなことまで言う気持ちはなかったんだけど、母が極端な人だから。で、そこから、ぷっつりと。

磯野　お母さんも後悔しているでしょうね。そんなこと言ってしまって。

武藤　そうかな。

磯野　親だったらたまらないんじゃないでしょうか。子どもに会えないなんて。

武藤　うーん。そうですかね。やっぱり、何度言っても分からなかったから。お父さんとお母さんにとって私がどういう状況でいてほしいかはよくわかったけど、私はそれを望んでないから。私がしたいのはこういうことで、今の状態が楽しくて、私は幸せだからこうしていて。で、私にとって一つの悩みなのは、親がいつも不満を言っていることで、それはひっかかっているけど、今は何も不満はない。親が「それでいいかな」って思ってくれればそれで済む話なんだけど、わかってくれない。どうしても。

磯野　お母さんも腹をくくればいいのに──

武藤　うん。理想像というか、「こうであってほしい」というのがなくならない。そういうことを考えて思ったのは、もし今また絶縁みたいに言われちゃって、彼氏が何かでいなくなったら、「私一人はできないな」って思って。で、「親元に戻りたいって思うのかな？」と思って。で、「私はまた同じチケットを使っちゃうのかな」というか、「それしか方法ないな」って思っちゃって。「そう考えると、この親とのぐるぐるの中にいる限り私は回復者ではないのかな」って思って。

「ありのままを認めない両親と親に認めてもらおうとする子ども」のモチーフは、これまでのインタビューでも繰り返し現れていたが、一方で「両親に原因がある」と武藤がはっきり明言することは一度もなかった。

しかし当事者の会に参加したのち、武藤は親の態度に自分の摂食障害の原因があることをこのように確信に満ちた口調で述べ、そのモチーフを中心にしてこれまでの人生を語った。家族モデルに準じて武藤の語りが固定された瞬間である。

澤拓美の振り返り

武藤とは異なる過程で家族モデルの影響を受けたのが澤であった。澤が母との関係について頻繁に振り返るようになったのは、高二で拒食に陥ってから五年後の大学三年時にカウンセリングを受けるようになってからである。まずは二日連続して書かれた澤の体験記を紹介したい。

——二〇〇五年冬

〈母と私〉

カウンセリングの中でよく話題になったのは、対人関係について、とりわけ家族とのかかわりについてでした。摂食障害は、母との関係に何らかの問題がある場合が多いと言われています。自分の場合を考えると、そのような気もするし、そうじゃないような気もします。いえ、母との関係が、この病気の治療の重要な鍵になっていることは間違いないと思いますが、発症の原因かどうかははっきりわかりません。

私と母との関係は、どちらかというと友好的なものだと思います。母は、とにかく「家族第一」の人で、子供のためなら何でもするような人でした。私が小さい頃から働きに出ていたため、長い間カギっ子でしたが、それも家計を支えるためだとわかっていました。母の愛情を感じなかったことはありません。中学生くらいになると、よくある「友達親子」みたいな感じで、一緒に買い物に出かけたり、恋愛の相談にのってもらったり、ほんとによく会話をしました。

なので、もし私の母娘関係が少しでも影響していたとすれば、「距離が近すぎた」ということかもしれません。私は母が大好きで、母を喜ばせたい一心で、「いい子でいよう」、「いい成績を取ろう」と毎日頑張っていました。そうでなければ、まるで母が去って行ってしまうかのように。そんなことはなかったはずだと思いますが。

母の期待に応えるべく、頑張って頑張って頑張ってきた私は、とうとう疲れてしまって、ある日、ストライキを起こしてしまった…。そのきっかけが、たまたまダイエット（＝食べない）という形になって現れた、と言えなくもないと思います。「母娘関係原因説」を意識した、ややこじつけな見方をすれば。

「母の愛に飢えていた」とは全く思わないのですが、なぜか母の気持ちを自分に向かせておくことに必死でした。そして、母を喜ばせるために完璧を目指してきた私は、いつの間にか、ほんとにいつの間にか、母を苦しめることばかりしていました。最初は私のダイエットに協力的で応援してくれていた母も、だんだん骨と皮だけになり、何かに取り憑かれたようにダイエットにのめりこんでいく私を見て、「お願いだから少しでも食べて」と泣いて頼みました。衰弱していく私の浮き出たあばら骨を、泣きながら手でさすってくれたこともありました。母も心配のあまりげっそり痩せてしまい、それでも家族が壊れないよう、必死で明るく振る舞っていたのを私は知っています。大好きな母をこんなに苦しめる自分が、憎くてたまりませんでした。

母とのぶつかり合いが多くなったのは、むしろ治療がスタートしてからでしょうか。私自身、自分の気持ちを客観的に捉えられるようになって、私の病気について母とよく話し合うようになってからです。私は何一つ包み隠さずに、自分の不安やつらさを母に語りました。母は、「理解したいけど、どうしてそんな風に食べられないのか、やっぱり理解できない」といつも言い、しまいには泣いたり怒ったりしました。母はとにかく私の体のことが心配でたまらないので、私がまるで他人事のように客観的に自分を分析して説明するのにイライラしてしまうようでした。

母がどうしても認めようとしなかったのは、「親の育て方が病気の原因」という一点でした。私は別にそこまでは思っていなくて、親、子供、環境など様々な要因が重なり合って発症してしまったのでは、と考えています。私の性格が大いに関係しているとは思うけれど、もしこの母じゃなかったら発症しなかったかもしれないし、同じ母と子、同じ育て方でも、違う環境にいたら発症しなかったかもしれない。ほんとにたまたま、この組み合わせに限って、こうなってしまったんだと私は思うのです。でも、母は頑として、「母」という要因を認めませんでした。それだけは譲れない、とでもいうように。一〇〇パーセント母のせいだなんて言っていないのに。たぶん、母にとっては「自分の育て方のせいで子供が病気になった」なんていうことをほんの少しでも認めることは、耐えられないことなのだろうと思います。でも、私にはその母の態度が最後まで不満でした。

〈治っちゃいけない⁇〉

こんな風に病気になることで、私は母の注意を引きつけておくことに成功したのです。母を心配させ悲しませるという歪んだ形で。もちろん、当時はそんなこと意識してやっていたわけではありません。
ある時、カウンセリングがだいぶ進んでからですが、H先生が私にききました。「まだ、治っちゃいけないって思う?」私はドキリとしました。言葉につまりました。治っちゃいけないなんて、それまで考えたこともなかった。そんな考えは許されないはず。でも、確かにそういう気持ちが自分の中にあることに、この時初めて気づいたのです。自分ではわざと病気になったつもりは全然ないけれど、無意識に、病気でいる方が都合がいいとか、まだ治ってしまいたくないとか、まだ望んだものは手に入れていないとか、ここで治ったら失ってしまうものがあるとか、そういう気持ちが働いていたのではないか。家族が知ったら「なぬ!?」っていうようなことですが、今振り返ってみると、自分の方から病気にしがみついていた、嫌な言い方をすれば病気を利用していた、というフシもあったかもしれません。認めるのはつらいですけど。さすが先生は、すっかり見抜いていたんですね。
じゃあ、どうすれば私は「もう治っていい」と思えるのか。やっぱりそれは、母にほんの少しでもいいから非を認めてほしい、ということでした。「非を認める」というとちょっと言い方が強いですが、「お母さんにもちょっとは反省すべきことがあったかもしれないね、ごめんね」みたいな一言が聞きたかったのです。ずっと、私の性格が原因、の一点張りだったのが私には気に入りませんでした。別に母を責めるつもりは全然なくて、ただお互いに改めるべきところは改めて、努力していい関係になっていきたかったのです
ずっと後になってから、何年も経ってからですが、母はようやく認めました。ある摂食障害

者の体験談を何かで読んで衝撃を受けたそうです。その人が長い間、親の期待に応えるために必死で頑張ってきたこと、心のどこかでいつもさみしさを感じてきたこと、そしてその人の親が、娘にそうさせてきたことを心から悔やみ、娘のために仕事を辞め、二人でいろんな国を旅して一緒に過ごしたこと…。母は、その母娘の関係が自分たちとそっくりなことにショックを受けたと言い、「ごめんね、初めて気づいたよ、あんたの気持ち…」と言ってくれました。その瞬間、私の中にずっと居座っていたオモリのような感情が、スーッと消えていくような気がしました。

母からの謝罪により、状態に明確な変化があったわけではない。しかし、このことは「もう治ってもいいかな」と思える一つのきっかけになったと澤は振り返る。

「母・娘カプセル」

母から謝罪を受けたものの、澤の母娘関係への注目はこれで終結したわけではなかった。二回の入院を経ても、食に対するこだわりから完全に脱却したわけではないことに気づいた澤は、過去の母娘関係に関するさらなる探究を開始したのである。その際に澤が手がかりとしたのが、九〇年代の家族モデルの論客である斎藤学と信田さよ子の著書であった。次に紹介する日記は斎藤学による『生きるのが怖い少女たち』を読み進めている澤の日記である。

――二〇〇五年春

まだ、『生きるのが怖い少女たち』を読んでいる途中です。子供の寝ている隙を狙って読んでいるので、なかなか進みません…。

　これまで読んだ中で共感できた部分は、「母・娘カプセル」が摂食障害を引き起こすのでは、という考え方。「母・娘カプセル」とは、家庭内に閉じこもり、空虚感や寂しさ、怒りを抱えた母が、従順な娘を愚痴の聞き役、人生の相談相手にし、娘が「幼いカウンセラー」として母を支えるようになる時に形成される強固な関係のことのようです。そして、そんな娘たちが摂食障害になるのは、青年期に入って、母との密着した関係に疑問を持つ時。つまり「障害」は真の成長のためのきっかけとして「健康」な意味を持っている、というのです。娘はこの「母・娘カプセル」からの母離れを試み、一転して母の生き方を批判するようになり、自分は母とは違う、もっとましな人生、例えば完璧な体型になろうと極端に走る…。このやり方自体は自滅的で問題アリですが、膠着した関係から抜け出そうとするエネルギーそのものは健康なものだ、というのが著者の意見です。

　私の場合、そこまで明確ではないけれど、確かにそんな母娘関係はあったような気がします。父への不満や愚痴を聞き、何とか母を守ってあげなきゃと思っていました。でも心のどこかで、それが重荷でもあったし、母にもっとしっかりしてほしいと思ったし、「私のことを見て！」とも思いました。そう、確かにやり方はまずかったけれど、何とかそんないびつな関係を壊したい、と私なりに反乱を起こしたことは、ちょっと肯定できるような気がしました。

斎藤の著書を読む前、澤の家族モデルに対する見解は「そうと言えなくもない」「ややこじつけ的な見方をすれば」といった、家族モデルとはやや距離を置いたものであった。しかし時間が経過するにつれ、澤の語りは「そうだったように思う」と、より確信に満ちた言い方に変化している。

母が非を認めない

自分と母の関係が歪んでいたことについて確信を強める澤は、母とそのことについて話し合おうと、幾度か試みている。

――二〇〇五年春

〈帰省〉

年末年始は、家族三人、私の実家で過ごし、昨日帰ってきました。向こうは少し雪が積もっていたので、息子と雪遊びができてよかったです。概ね、楽しく穏やかに過ごすことができました。遊びにきた姉ともじっくり話をすることができたし、パパにも最近考えていたことが言えたし、みんなに息子の成長ぶりを披露することができたし。

でも、実家に戻って、自分の育ってきた家庭環境を振り返り、現在も変わらない両親の振る舞いを目の当たりにすると、「よくまあ、こういう家庭で過ごしていたもんだなあ」と、正直驚きました。別に暴力あふれる問題家族だったわけではまったくないのですが、無言の期待と支配と言葉にできない不安に満ちた家だったということが、今ならくっきりと見て取れるのです。

この帰省中、母と私とでたまたま中学高校の成績の話になった時、私が正直に「あの頃は勉強ばっかりで期待されて、すごくつらかった。いい学校でいい成績なんて、何にも関係ない」というようなことを言ったら、母がカッとなって、「私は勉強しろなんて一言も言ったことない！　あんたが勝手にやっただけなんに、つらかったとか人のせいにされたらたまらんわ！」とすごく怖い顔して言い放ちました。そんなん、口で言わなくたって、成績よかった時くらいしか私に注意を向けてくれなかったくせに、ほめてくれなかったくせに、言ってるのと同じだよ。子供は親の喜ぶ顔を見るためなら何でもするし、必死だし、「こうすれば私を見てくれるんだ」と思ったら、そりゃ頑張るに決まってるよ…。と思ったけど、何か悲しくなって説明するのもめんどくさくなったので、適当に話を切り上げました。

そばで聞いていた父は、「○○ちゃん（私のこと）には、ほんとにつらい思いさせたね、悪かったと思うよ」と言いました。私はまだ父とわだかまりがあるし、どの程度本気で言っているのか怪しかったので返事はしなかったけれど、少し嬉しかった。父は変わり者だしたまにキレるしよくわからない人だけど、自分の非を認めることのできる人だと思う。むしろ、私と同じで自己否定的なくらい。でも、母はまず、自分が悪かったとか間違っていたとか言わない。悪気はないんだろうけど、そういう母を見ていると、やっぱり私の気持ちはわかってくれないんだなあと悲しくなります。

母はいつも明るくて世話好きで、娘の私から見ても「いい人」だと思います。でも、常に自分が中心にいないと気が済まなくて、注目を浴びたくて、その実、人の目をとても気にしていて、心配性で子供に対しては一見過保護、しかし実は自分の思う通りに動かすべく支配的…。そういう人だなあ、としみじみ感じました。

今回は、例年のように私と子供だけ先に帰って後からパパが来る、というパターンではなく、みんな揃って行動しました。だから私が実家で過ごした時間は、珍しくかなり短かったのです。だけど、これでいいんだな、と思いました。私には私の新しい家族があるわけだし、いつまでも原家族の中の自分をひきずって、両親に気を遣って「いい子」を演じる必要はないんですよね。

まあ、いろいろ不満はあるけれど、父も母も子供のためによかれと思って今までやってきたことは間違いないと思うし、感謝しています。どんな親でも、私にはかけがえのない人たちだし、嫌いにはなれそうもない。でも、つらかったことはわかってほしかった。これからは、両親ともっと心理的・物理的距離をおいて、ほどほどにつき合おうと思います。

先に紹介した日記からも分かるように、澤は、自分の拒食症の原因の全てが母にあるとは考えていない。だが「今ならくっきりと見て取れる」とつづる澤の様子から、両親に対する感謝の思いはありつつも、自らの拒食症の原因が母の育て方にあったという思いが、さらに確信に満ちたものになっている様子が窺える。

母からの謝罪を夢見る

先に記したように、澤の母は以前澤に謝罪しており、それによって澤は胸のつかえが取れた気持ちがしたという。しかしこれによってわだかまりが解消されたわけではないことは、これまでの語りを見れば明らかであろう。母の謝罪について改めて澤に聞くと「そのときは本当にそう思って言ってくれていたんだろうけど、最近は忘れてしまったみたいで」と言い、次のように話してくれた。

――二〇〇八年冬

自分が親になってみてわかったんですけど、親として自分のせいで子供が何かになったというのは本当に認めにくいところだと思うんですね。どっかで本当に心の底のところで、気持ちが通い合って、母は、「自分が悪い」まで言わなくていいんですよ。でも、「お母さんがこうしたことがあんたはいやだったんだね」とか、「こういう風にかまってあげればよかった」とか、そういうことを聞きたいんですけど―ないんですけど。「いつかそういう日が来たらいいな」というのを今でもすごく夢見ているんですね。

だけど、今、年に一回とか二回とか会うと、言わなきゃいいんですけど、どうしてもそういう話に持っていこうとすると、ものすごい感情的になって、顔つきが分かって、本当にパニックになるんですね。この話題には触れないほうがいいのかな。自分の育て方に問題があったといわれるのは、たぶん、母は壊れちゃうみたいにつらいらしいので。そこはしょうがないのかなと思うんですけど。

澤は、母が嫌がっていることを知りながら、そして母だけが原因ではないということを一方で感じつつも、母が「ほんとう」に自分の非を認めてくれる日を、この時もまだ待ち望んでいた。

「降りる」という選択

母からの「ほんとう」の謝罪を澤が夢見ていたころ、武藤の生活には変化が起こっていた。店を引き継いで以降、寝る間もないほどの忙しさで働いていた武藤であったが、その年の暮れ、南米音楽を通じて知り合い付き合うようになった守と同棲するようになっていたのである。

両親は守との生活に大反対であったが、守は調理の仕事経験もあったため、同棲をしながら店を手伝ってくれるようになり、また数字が苦手な武藤に代わって商品の原価を確認し、作るほど赤字になる商品は卸すのをやめるよう進言してくれた。

加えて武藤には守の性格も幸いした。武藤が決めたことは何が何でも成し遂げようとする一方で、守は、何かをやると言ってもなかなか行動に移さない、のんびりした性格の持ち主であった。結果、忙しいことには変わらないものの、休むべきところは休むというほどよい生活を武藤は送れるようになり、武藤の生活は穏やかになりつつあった。

もちろん二人の間には衝突もあったが、それも武藤にとってはよい経験となった。これまで武藤は男性と付き合っても聞き役に回ることが多く、自分の主張をすることがほとんどなかったが、守は考えていること、感じていることを自分に伝えて欲しいと、武藤に言い続け、武藤は少しずつ自分の思っていることを言葉にできるようになった。

守と同棲を始めてから過食嘔吐は目に見えて減ったが、完全になくなったわけではなく、彼がいても嘔吐をしてしまうときもあった。ところが守は、武藤が吐いているところを見ると「吐いてんのか？」と心配そうに覗き込んだり、武藤のわき腹をつまんで「ぷよぷよちゃん」と言ったりと、摂食障害の人にはタブーとされていることを平気で言ったりやったりするのだという。武藤は、「もしまた状態がわるくなったらどう思うかはわからない」と言いながらも、「過食嘔吐をしていることを知りながら、息を殺して別室で静かにする」といった教科書的なやり方ではなく、あくまで普通の対応をする守の言動が面白いと笑った。守の型にとらわれないかかわりが家族モデルの内部にいた武藤の生活に風穴をあけたのである。

＊

筆者が武藤に最後に会ったのは、二〇一二年の秋である。武藤は空き家になっていた古民家に引っ越しており、もうすぐ一歳になる長男がいた。自宅と店が一体となった店舗には、それまでは行われていなかった店頭販売のスペースが設けられ、武藤が作った菓子やパンだけでなく、武藤の友人が作った有機農法のにんにくも一緒に並べられていた。店頭販売用の棚は大工の守が作ったものである。土間を挟んだすぐ横の一〇畳ほどある縁側付きの部屋は、居間兼休憩所であり、風格のある大きな木の机が置かれていた。そこで客が茶を飲みながら休憩できるスペースである。最近は特に宣伝をしているわけではないものの、観光客が訪れることもあるという。

武藤の過食嘔吐はこの頃、すっかり影をひそめていた。横で子どもを楽しそうにあやす母と、厨房と居間を行ったり来たりする武藤の姿から、それまでの武藤の過酷な歩みを想像することは不可能である。

最後に過食嘔吐をしたのはいつだったかな

古民家をつくりかえた、秋の日差しが差し込む自宅の一室で、武藤は笑いながらそう話した。「拒食症の患者」という病名を身にまとい、自分の思うとおりに親を動かすでもなければ、やせて親を自分に向かせるのでもない。「拒食症の患者」という、自分、親、医師の中で一〇年近く展開された物語の主役を、武藤は自ら降りたのである。

2 「母が悪い」という救い

私たちは自分はどこからきて、いまどこにおり、これからどこに行くのかについての海図〔1〕をもち日々を過ごす。これまでのあゆみをもとに、明日はこうなるだろうという見通しがある程度立てられるからこそ、私たちはつつがない日々を送ることができるのである。しかし慢性あるいは原因不明の病気にかかると、その海図の信憑性は揺らいでしまう。
このような状況に陥ると私たちは、過去と現在と未来を結び直すための新たな海図を模索する。「なぜこのような病気になったのか」、「この病気にかかった自分の未来はどうなのか」という問いは、病気によって不確かとなったこれまでの海図を新たなものに書き換えようとする人間のあがきであり、このあがきから抜け出る契機を与えるのが病気に意味を与え、未来に希望を見出す力をもった物語である〔1〕〜〔3〕。

物語の議論において科学的妥当性を持ち出すことは滑稽である。（童話『青い鳥』の科学的妥当性を誰が議論するであろうか。）よい物語とは、人の琴線に働きかけ、そこから自分の人生を問いなおせるようなストーリーのことを指し、そこに科学的な正しさは必要ない〔4〕。

家族モデルをとりまく批判に欠けていたのは、まさにこの視点であったといえる。家族モデルに関する議論は、このモデルが科学的に妥当ではないという議論を中心に展開されてきた。しかし自らを患者と自認した人々にとって家族モデルがなんらかの物語として機能していた可能性を捉え、そこから議論を進めるのであれば、科学的正しさに着目するこれまでの議論は意味をなさない。なぜならそこで問われるべきは家族モデルの科学的妥当性ではなく、それが当事者にどう物語として読み取られ、それが人生の物語の再構築にいかに寄与したかであるからだ。

たとえば拒食になった当初、武藤は状況がのみ込めなかったと話す。つまり武藤は「なぜいまの自分はこうなのか」という過去と現在についての問いの答えを、その時点で失っていたのである。しかし時間の経過とともに武藤の語りは家族モデルに準じて固定化され、次第に武藤は「なぜいまの自分はこうなのか」という問いの答えを明確に持つようになった。

これは澤も同様である。拒食に陥って五年近く経過してから家族モデルを知ったという点では異なるが、親子関係を掘り下げるカウンセリングを受け、家族モデルを展開する書籍を読み込み、澤もまた母が自らの拒食の原因であることについての確信を深めてゆく。家族モデルに物語としての有益な機能があるからこそ、二人は家族モデルを人生の物語の再構築にとりいれたのではないだろうか。

家族モデルの持つ物語の機能とはいかなるものかを次節で掘り下げてゆくこととしよう。

過去・現在・未来についての三重の救済

人は社会において常に何らかの役割を担い、その役割が果たせなくなると自責の念に駆られるが、病気はその自責の念をいくばくか軽減する機能を持つ。役割が果たせないのは自分のせいではなく、病気のせいという解釈が可能となるからである。(5)

家族モデルは自責の念の軽減において強い力を発揮しており、この機能は「過去・現在・未来についての三重の救済」と呼びうるものである。

まず「現在についての救済」とは、これまでの役割が果たせない病気のせいであるという、現在についての救済である。この「現在についての救済」は摂食障害の診断を受けるだけでも獲得しうるが、「過去と未来についての救済」は家族モデルのみが成しうるものである。

まず「過去についての救済」とは「こうなったのは自分のせいではなく、親のせいである」とい

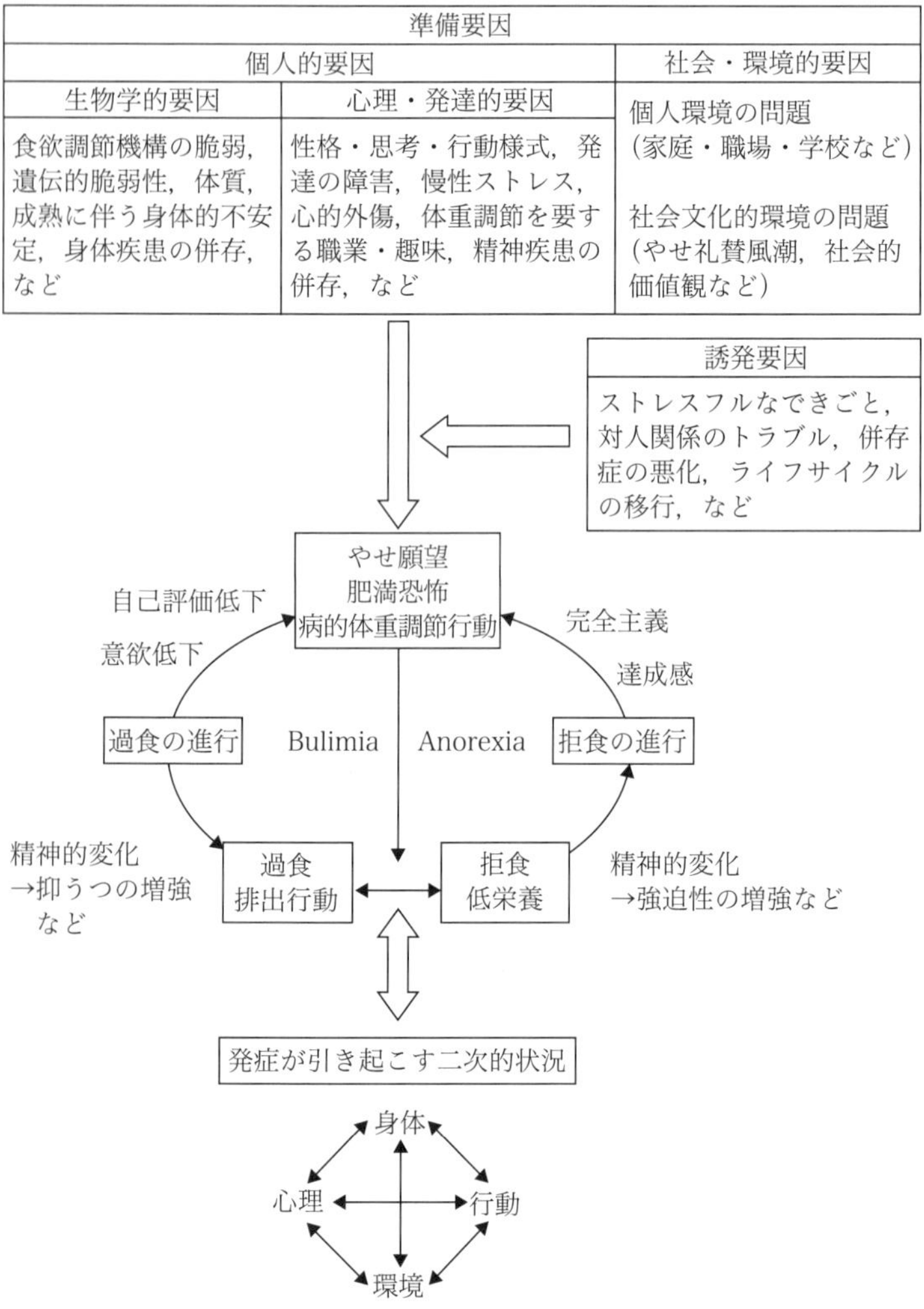

図１　摂食障害の発症と進行
（生野，2013，P.70より
転載[30]）

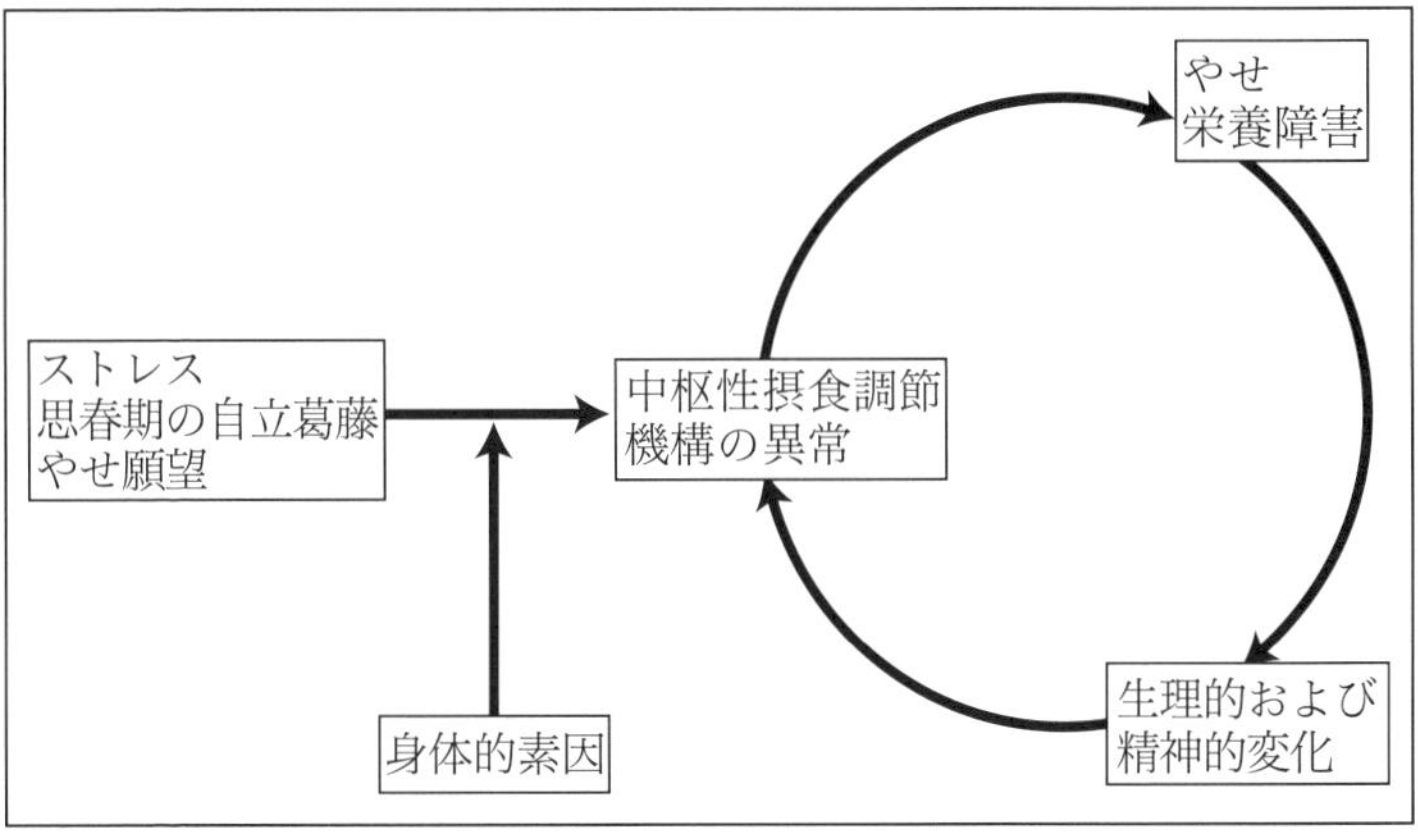

図２　摂食障害の発症機序（切池，2000，P.55 より転載[29]）

う過去の発症についての救済である。自分ではなく親に原因があったとすることで、本人は病気になった責任から逃れることができる。一方「未来についての救済」とは、「回復できないのは親が変わらないせいである」という回復についての、つまり「未来についての救済」である。

摂食障害の原因は複数あるとする現在の多元的モデルでは、たとえば図（図1＆2）のようなものが示されていることが多い。しかしなぜ自分はこうなのかという問いを本人が掲げた場合、このモデルはその問いの十分な答えにはなりえない。その理由のひとつには、これらの図式は摂食障害という状態を一般化したものであるため、個々人の摂食障害の状態とは開きがあること、そしてふたつには、この図式は空間図であること、一方、人生には過去から現在、未来へと続く時間の流れがあるため、個々人がこれらの図を契機に自らの状態を理解しようとした場合、自ら時間の流れを導入し、固有の物語を作り出す必要が生じるからである。

そんなとき異彩を放つのが親子関係である。「生物的要因が発症に絡むとしても全員がなるわけではない。なぜその中でも自分だけが発症したのか」、「考え方に問題があったのなら、なぜ自分はこのような考え方をするようになったのか」、このような形で当事者が自らの固有性に立ち返りながら問いかけをした際、親子関係はその問いかけの端緒となる。なぜなら親子関係に二つと同じものはなく、また過去を振り返れば、親とのエピソードは数多く発掘できるため、家族モデルにおいて問題とされる両親の特徴を参照しながら、「そういえばあの出来事が」といった形で物語の導入部分を作成しやすい。家族モデルの与える三重の救済、および物語への転換のしやすさが家族モデルの利点といえるであろう。

家族モデルの閉じられた救済

このような形で機能する家族モデルであるが、家族モデルがもたらす三重の救済が物語の内部に閉じ込められやすいという点についても注意を向ける必要がある。

まず家族モデルは疾病利得をもたらしうる。たとえば武藤の拒食には、受験期に入ると食べ方を変えたり、転院させると言われると点滴を受け入れたり、親が懇願するまで治療拒否を続けたりといった戦略的側面が多々みられる。これらのエピソードは、自分が「親の犠牲者」であることに正当性を与える家族モデルならではの行動ととれるであろう。

また拒食は現実に立ち向かえない際の逃避行動として機能する場合があるという。〔6〕しかし家族モデルは「悪いのは親」といった形で本人を救済するため、拒食に追いやった現実の問題に具体的に対峙し、自らを救済するという道をふさぎ、さらに救済されるためには症状がなくてはならないという状況を作り出す。つまり家族モデルは親子関係の内部に限定され、かつ症状ありきの「閉じられた救済」にしかなりえない可能性をはらむのである。

さらに澤のエピソードから見えるのは、本人が家族モデルの主役から降りない限り、本人は永続的に親を糾弾し続けられるという点である。澤の母は一度澤に謝罪をしているが、澤はそのことは忘れてしまったらしいとし、自分の非を認めようとしない母の態度に引き続き不満を示している。自らを責める当事者にとって、家族モデルは救済であり、また親が変われば回復できるという希望も家族モデルは与えている。しかし家族モデルは、本人が家族モデルの主役であり続ける限り、いつまでたってもエンディングを迎えないというジレンマを抱えるのである。

3　「母が悪い」という社会

家族モデルについてもう一つ議論すべき点が社会・文化的要因の影響である。八〇年代から九〇年代にかけて、医療者にも当事者にも広く受容された家族モデルは、摂食障害が増加したすべての地域で広まったわけではない。また日本では家族モデルへの批判が社会学者も巻き込んだ形で起こっているが、このような論争は他国ではあまり見られない。つまり家族モデルの受容[7]は日本という独自の社会・文化的背景の中で起こった可能性がある。筆者が調査をしたシンガポールの調査をもとにこの可能性について考えてみることとしよう。

「家族モデル」が展開しないシンガポール

患者数についての全国調査は存在しないが、臨床報告をまとめると、症例増加はシンガポールが急速な経済発展を成し遂げた一九九〇年代の半ば以降に起こっているようである[8][9]。

その後、シンガポールにおいても摂食障害に関する論文がいくつも発表されるが、日本のように特異な親子関係が摂食障害を発症させるという議論が広く共有されることは一度もなかった。もちろんシンガポールでも発症や症状の継続において家族が果たす役割は大きいとされる[8][10][11]。しかし家族を原因視する見方に妥当性はあるのかといった議論は起こっていない。

また筆者は、二〇〇一年に摂食障害の臨床経験が豊富な三名の医師と一名の心理士にインタビューを実施したが、彼らの口から日本のような光景が話されることはなかった。同様に筆者がインタビューを行った病院の患者二〇名（女性一八名、男性二名）のうち、親が原因であると強く主張したのは一名だけであった。しかしその場合も武藤や澤のような既存のモデルをなぞった語りがなされたわけではない[7]。

もちろん家族関係について調査した研究は存在する。コックとティアン[12]は一九九四年に拒食症の家族は各人の境界が曖昧で硬直性が高いというミニューチン[13]が提出した家族構造が同国でもみられるかを調査するため、高学歴で強いやせ願望を示す女子の家族構造を調べた。結果、そのような家族構造はシンガポールでは見られないという結論が出され、これ以降、家族に特化した研究は行われていない。

むしろシンガポールで注目されているのは、日本ではほとんど注目されない欧米化の影響である。経済発展のため英語が公用語となり、欧米産メディアが大量に流入する同国では、[7] 欧米化の影響が摂食障害の発症に影響するという仮説が立てられ、[14] その仮説に基づく調査が実施された。[10][15][16] また欧米の価値観と伝統的価値観の双方にふれることが個人の中に価値観の矛盾を生み出し、その矛盾が摂食障害を起こしやすくするという仮説に基づいた調査も実施されている。[11]

さらにシンガポールで議論されているのが、シンガポール政府が一九九〇年より実施している、肥満予防政策の Trim and Fit program（TAF）の影響である。このプログラムは六歳から一八歳の生徒を対象に学校で行われ、太りすぎとされた生徒は強制的に参加を義務付けられる。かくてTAF開始から十年後に肥満が減少したという統計結果が出され、TAFは成功を収めたという報告もなされたが、[17] 一方でTAFから抜けようとする過程で摂食障害と診断される生徒が次々と現れた。[8][9][18] このことはメディアでも大きく報道され、[19] 政府がTAFと摂食障害発症との因果関係を公式に否定するまでに発展した。[20]

民俗モデルとしての「家族モデル」

日本とシンガポールには明らかに論点の差異がある。この差異はどこから生じているのだろうか。まず日本の場合、母親に摂食障害の原因をほぼ全面的に還元していくという見方が受け入れられた時期と、主婦にとらわれない生き方をする女性が批判され始めた時期が並行していることに注目する必要がある。

戦後の日本では、経済発展のため極端な男女分業が推し進められ、その中で子どもや夫の心身の健康は妻の責任であるという考えが広がった。そしてこのような状況が六〇年代から七〇年代にかけて崩れ始めると「母性」がつとに強調されるようになり[21]、妻であるのに家の外で働くといった、「母性」から逸脱した生き方を選ぶ女性に批判の目が向けられることになった。

たとえば一九七九年に医師の久松重盛が執筆し、大ベストセラーとなった『母原病[22]』では、家庭内暴力、登校拒否、喘息といった子どものありとあらゆる問題の原因が母に求められている。「母原病」の論拠となっているのは、女性には子供を適切に育てるための本能としての「母性」があり、子どもが問題を起こすのは、近代化の中で女性が「母性」を喪失した故であるという主張である。

これと同様の理論は三歳児神話であろう[21]。「子どもは三歳までは、常時家庭において母の手で育てないと、子どものその後の成長に悪影響を及ぼす[23]」という三歳児神話は、第一次池田勇人内閣の施策にもとり入れられながら戦後の日本で広まった[24]。その後、三歳児神話は一九九八年に厚生労働省がその合理性を正式に否定するに至るが[23]、このような公式声明そのものが三歳児神話の影響力を物語る。つまり二〇世紀後半の日本では、子どもの問題を母に落とし込む見方が厳然と存在しており、家族モデルも間違いなく、その影響下にあったのである。

それに対して二〇世紀後半のシンガポールでは、国内の労働力不足を補うため女性の労働が日本とは逆に奨励された。住宅近隣には多くの保育所や工場が政府主導で設立され、一九五七年には全労働者の一六パーセントしか占めていなかった女性労働者が、一九九一年には五〇パーセントを占めるまでになった。[25][26] さらに、全人口の七割以上を占める中国系シンガポール人の間には、中国の社会主義の影響もあり、母が子育てに一切の責任を持つという思想が日本ほど色濃くなく、子育てを祖父母が担当することも珍しくはない。[27] そのような影響からか同国においてはメイドを安価で雇い、子育てや家事を任せることが一般的である。新聞には至るところにメイド募集の広告が掲載され、また筆者が滞在した家庭にもインドネシアからのメイドがいた。仕事を優先するか、母親業を優先するかという女性の葛藤は、もちろんシンガポールにも存在するし、摂食障害の治療においては家族療法も行われている。しかし一方で、子供の問題を親、特に母親に還元する論調は二〇世紀後半の日本に比べると明らかに薄いといえる。

ふたつの国家の摂食障害の議論を比較すると、そこには医療現場をとりまく社会文化的背景の影響が色濃く映し出されていることがわかる。つまり日本で八〇年代から九〇年代に広く受け入れられた家族モデルは科学の落とし子ではなく、戦後日本のジェンダー観の影響を受けた時代の申し子なのである。母が原因であるという認識が、ある一定層の人々に受け入れられる土壌が日本にあったからこそ家族モデルは当事者を救済するモデルとして機能し続けた。家族モデルから私たちが学ぶべきことは、家族モデルの科学的妥当性の希薄さではなく、家族モデルが社会や文化とは一見無関係の科学の衣をまといながら、社会・文化的背景の影響を強く受けた民俗モデルであったという歴史ではないだろうか。[*1]

第3部

食体験準拠論

体験が語る食の本質

ふつうに食べられない人たちはどのように食べているのだろう。食べる最中にはどのような体験をしているのだろう。過食や嘔吐、下剤の乱用はどのような感じがするものだろう。

ある行為が問題とみなされると、人は原因探しに夢中になり、その行為の渦中で当事者はどのような体験をしているのかに目を向けることをやめてしまう。重要なのは問題の解決であり、「問題行動」から生じる体験のありようは、とるに足らないものとなってしまうからである。

しかしそれが問題であろうとなかろうと、そこで起こっていることも間違いなく一つの生のありようである。彼女たちはそこで何を感じ、何を思っているのだろう。

ここでは病気とされたゆえほとんど着目されることのなかった、ふつうに食べられない人たちの食の体験から始めてみよう。

第12章 フロー　過食の「楽しさ」

——二〇〇八年冬

1　過食嘔吐の体験

磯野　（過食嘔吐は）音楽とかに比べると、ストレス解消効果抜群なんですか？
結城　そうかもしれない。うん、そうやな。あれに勝るものはないかもっていうくらい。変かもしれないけど
磯野　それ自体は、ストレスでもあるけど――
結城　そう。将来のこととか明日のこととか、長い目で見たらストレスになるのに、その一瞬はすごいストレス解消みたいな。

磯野　終わったときに、なんかスッキリしたみたいな。

結城　なんか、食べているときの、「全部どうでもいいや」っていう感じが、ほかにはない。本当に好きな人と一緒にいて、すごい楽しかったりとか、めっちゃいいアーティストのライブとか行って、すごい楽しかったりとかしてても、人の目を気にしていたり、人に気を使ったりとかしているし、なんか過食嘔吐をしているときって、一人っきりの世界で、自分の好きなものを食べて、完全に閉じこもっていられて、何にも考えなくてよくて、そういうのってほかにない気がする。

磯野　編み物とか——

結城　ははは（爆笑）

磯野　刺繍がストレス解消っていう友達がいて——

結城　編み物するけどなあ。好きだけど、すごく。

磯野　でも、（編み物は）負けちゃう？

結城　負けちゃうなあ。だって、編み物してそれが上に行くならずっと編む。もう毎日編む（笑）

結城は、過食嘔吐が好きなわけではない。一人暮らしをしているうちはまだいいが、将来結婚し、他人と暮らし始めたら、過食嘔吐は家族にどう映るのだろう。

しかし過食衝動に抗うのは至難の業である。それはあまりにも強く、抵抗しても次第に飲みこまれてしまう。朝食に食べるつもりだったもの、作り置きをしておいたもの、そんな食べ物が気になって仕方なく、次々と口に入れてしまうし、何もなければ買いに出てしまう。店に入れば何を買おうとゆっくり悩むことはできず、気になるものが二つあったら両方買ってしまうし、買ったら買ったで早く食べたくてたまらなくなり、歩きながら食べ始めてしまう。電車の中で食べだしたこともあった。

過食が起こるのはたいてい夜である。家に帰ると入浴や片付けなど、やらねばならないことはたくさんあるが、結城はそれらを全てさしおいて過食をはじめる。早く口に入れるため、ご飯の上にルーを抽出しなければならないような一手間かかる食品は後回しにし、パンのように袋から出すだけでよいものから過食は始まる。電子レンジで温める時間すらわずらわしく、他のものを食べている間に温めたり、時には温かくなる前に電子レンジから出したりして食べ始める。口の中に入れたらすぐに飲み込みたいので、噛む回数はふだんよりずっと少ない。したがって飲み込むまでに時間のかかるせんべいのような食品は過食には選ばれない。パンやカツどん、シュークリームといったような、あまり噛まずに簡単に飲み込める食品ばかりである。

ところがこんなに食べたくて始まった過食であるにもかかわらず、いざ過食が始まると、いま食べているものに関心をよせることはほとんどない。手と口は忙しく動き続けているが、過食後にやらなければならないことを考えたり、寝る時間を予想したり、明朝にすることを考えたりしている。何を差し置いても食べたいと感じていたにもかかわらず、過食中の結城の心は食べることには向いていない。そのせいだろうか。結城は「過食中においしさを感じますか」と聞かれて、次のように答えている。

すごく上手く説明できないんですけど、こないだ思ったんです。「なんか、もったいないよな」って思って、ちょっとへこんでて。考えていて。で、「私おいしいと思うのかな」って思って。で、なんかわかってきたのは、食べているときは「おいしい」と思っているんだけど、食べ終わったときに「おいしい」と思う感覚ではない。

――二〇〇七年夏

このように語る結城だが、ふだんの食事でこのような感覚を抱くわけではない。たとえば気の置けない人たちとともにする食事では、食べ終わった後に「おいしかった」と何の迷いもなく感じることができるからである。

おいしさは痛さと同様に他人にはわからずとも、本人にははっきりと知覚される感覚であろう。そして誰かと食べているときの結城は、それを問題なく感じている。しかしいったん過食に陥ると、立ち止まってよく考えなければ「おいしいかどうか」が結城にはわからないのである。

学生の頃は、過食の後にすぐ吐き出さなければ、どんどん太ってしまう気がしていたが、大学卒業後はそのような不安にさいなまれることは減った。このため、過食が終わると、「またやっちゃった」という後悔や、「本当は吐きたくないなあ」という葛藤を抱えながら、食べ物のゴミを片付けたり、明日の準備をしたりしてしばらく過ごす。しかし相当量を食べているので、吐かずにはおれない。
嘔吐では、食べたものを出し切ることが重要である。

——二〇〇七年夏

例えば、何も食べてません。お腹が空きました。さっきうどんを食べました。で、うどん食べて、プラス10になりました。で、プラス10の状態が一番満たされて幸せなわけじゃないですか。でも、［過食しちゃう］ときって、例えば0です。過食しました。例えば、プラス50とかになりました。でも、一番満たされた状態になろうと思ったら、プラス10のところで止めておけば良いじゃないですか。全部出す必要はないわけでしょ。10のところでやめておけば良いのに。でも、そういう時は0まで戻さないと気がすまないの。なんか。

嘔吐をすると罪悪感が減り、気分は爽快になり、顔を洗ったり、入浴をすませたりして、就寝する。また、空腹の状態で寝るため、次の日の食事に影響することは少なく、翌日の食事はおいしく食べることができる。しかし過食嘔吐をやめたいのにやめられないという葛藤や、過食嘔吐をしてしまったという罪悪感は結城の心に沈殿する。過食はストレス解消に絶大な効果を発揮するが、一方でそれをすること自体がさらなる負い目になるというジレンマを産んでいるのである。
結城と同じく過食嘔吐をする田辺も武藤も、過食中の体験においては結城とほぼ同じ語りを残しているが、異なる点も存在する。たとえば田辺は、過食中に考えごとをしている結城と異なり、テレビやネットを観ている時が多いと話す。

——二〇〇七年春

食べている時は何にも考えてないですね。でも、無心というか、過食しているときは、テレビだったり、漫画だったり、何かしら読んで、ひたすらやっているんですけど、その間何にも考えないで済むんですよ。ただテレビを見ていたり、漫画を読んでいるだけだと、ふとした瞬間に悩み事が戻って来てしまうっていうのがよくあるんですけど、食べている間はそれが起きないんですよ。それが止められているから、現実逃避みたいな感じなのかなって。スポーツとか、部活もやっていなかったし、趣味もとくになかったし、（ストレスを）発散する方法が特に無かったのかなって思いますね。

結城も田辺も、過食中に自分の世界への没入を過食の利点として挙げているが、さらにそれを応用しているのが武藤であった。武藤は事務作業など集中せねばならない仕事があるときは、集中力を上げるため、あえて過食をしたことがあると話した。

過食は本人を異次元の世界に飛び込ませる効果があるのだろうか。

2　下剤乱用の体験

大学生の頃の荻原は、過食をかなり計画的に行っていた。これは荻原が下剤を利用していたことと関連する。学校の授業に部活、さらにはバイトのかけもちと大変忙しい生活を送っていた荻原は、下剤による腹痛で生活に支障が出ないよう、スーパーの袋で二袋程度を一気に食べる「でっかい過食」や、下剤の効きにくい油っぽいものを多く食べる日は、翌日に予定のない土曜日に行うよう心掛けていた。それ以外の日は、下剤の効きやすい玄米などを食べ、次の日の負担を減らすようにし、明朝にアルバイトがある場合は、下剤を深夜〇時までに飲み終え、バイト前の朝四〜五時に排出が終わるよう計算していた。

そんな荻原が気をつけていたのは、過食用の食べ物を買っている姿を知り合いに見られないことである。このため荻原は近所のコンビニやスーパーではなく、歩いて二〇分くらいかかる店で買い物をすませていた。食品を選ぶ際は野菜や果物など下剤が効きやすい食品を一緒に買うことである。繊維質を多く含むキャベツやレタス、カットされたパイナップルやグレープフルーツはとりわけ荻原の「腸と相性がよかった」。

買い物が終わると家路を急ぐ。始めのうちは、家に着くまで食べないよう我慢していたが、フライドチキンのような調理済みの食品を、歩きながら食べてしまうことが次第に増えていった。

家に帰るとすぐに過食が始まる。当時住んでいた1Kのアパートは、玄関を入るとすぐにキッチンがあり、その奥に自分の部屋があったが、キッチンを通り抜けることすらかなわず、キッチンで過食が始まることもしばしばであった。

過食時の注意点は間をあけないことである。間をあけてしまうと、胃の物理的な限界や気持ち悪さを感じて食べられなくなってしまうため、間髪いれずに口の中に入れるようにし、電子レンジを使う場合は何かを食べている最中に温めた。手づかみでは食べなかったが、炒めた野菜をフライパンに入ったまさいばしで食べたり、茹でたもやしをざるのまま食べたりと、食べるまでの過程はふだんよりもかなり省略されていた。荻原は、過食の際、考え事をしたり、テレビを見たりはせず、ひたすら過食に没入していたが、そうであってもおいしさを感じることはなかったという。過食中においしさを感じるかとたずねられた荻原は、「(そういう感想は) 無いです。『はい』、『いいえ』で答えられる領域ではもはや無い」と答えている。

下剤は食べてすぐよりも、一時間くらい経過した方が効きがよいため、過食後しばらくはベッドの上で休んでいたが、下剤を飲まずにそのまま眠ってしまうことはほとんどなかった。明け方になると下剤が効き始め、腹痛が起こるので途中で何度も起きてしまう。しかし下剤がよく効くと、過食で膨らんだ腹部は平らになり、体重は二、三キロ落ちており、そうなると過食の罪悪感は消え、すっきりした気分で一日を過ごすことができた。しかし反対に上手くいかないと、嫌なものが体に残っている感じがして、どんよりとした気分で一日を過ごした。どの程度排出されたかが大変気になり、携帯で腹部の写真を取り、膨らみ具合を確認し、一喜一憂していた時期もあったという。

3　チューイングのやり方とその体験

三〇歳を過ぎたころの長田が通勤以外にすることといえば、チューイングであった。というより通勤とチューイング以外、生活にはほぼ何もなかったころの話である。

退社時間の一時間くらい前になると、長田は「今晩はあれを買って、これを買って」と、今晩の過食についてあれこれと考えをめぐらし始め、落ち着きがなくなっていた。早く過食をしたくて仕方がなかったため、残業を頼まれればいらいらし、退社後はスーパーで過食用の食べ物を買う以外、どこにも寄ることができなかった。帰宅途中のスーパーに入ると、揚げ物や、菓子パン、お菓子、お弁当など、スーパーの袋で二、三袋の食べ物を慌しく買い込んだ。帰ったらすぐに食べたいので、レンジ加熱の必要のあるものは店であらかじめ温めた。実家から通勤している頃は六袋くらい買ってしまうこともあったが、一人暮らしを始めて金銭的に余裕がなくなってからは、そこまで買い込むことは少なくなった。買うものの種類は時期によって変動はあったが、だいだい決まっていたため選ぶのにそれほど時間はかからなかった。

チューイングや、それをする自分を憎んでいた長田であったが、それでも買い物の最中には、ちょっとした嬉しさや楽しさがあったという。しかしこの気分は長くは続かず、店から出た途端に買い物袋を抱えている自分が悲しくて仕方がなくなり、泣きながら家に帰ることもあった。

帰宅すると、すぐに過食が始まる。着替えはおろか、コートを脱ぐことすらできない。食べ物をスーパーの袋から一つずつ取り出す時間も惜しいので、汚れてもよいように新聞紙を床に広げ、買ってきたものを新聞紙いっぱい乱暴に広げて食べ始める。しかし早く食べようと焦りに焦っているので、パンの袋や熱い弁当の蓋を上手に開けることができない。パンの袋はぐしゃぐしゃになり、弁当箱を新聞紙の上にひっくり返してしまうこともあったし、さらに箸で食べ物をつかむことにも煩わしさを感じ、手づかみで弁当を食べたこともあった。カレーのようにすくう必要のある食べ物の場合は、スプーンを使うこともあったが、それも煩わしいため、そのような食べ物は次第に買わなくなった。またロールケーキのように通常であれば切って食べるものは、手で二つ折りにしてむしゃむしゃと食べた。

一口食べるごとに、傍らに用意してあるスーパーの袋に液状になる寸前の食べ物を吐きだしてゆく。口に入れては吐きだす作業を猛烈な勢いで繰り返すため、手や洋服は汚れ、時には、髪の毛まで食べかすがついてしまうこともあった。

このように食べることに大忙しの長田であるが、彼女はこの間ずっと雑誌を読んでいる。以前は雑誌の代わりにテレビを観ていたが、過食中にテレビに集中することは難しく、文字を追う必要がある雑誌が一番向いていることがわかった。

なぜ雑誌を見ないといけないのかは長田自身もよくわからない。しかしそれをしないとチューイングをしている自分に対する罪悪感や情けなさで、涙が溢れてきてしまうことがたびたびあり、「過食をしている事実から目をそらしたいのだろう」と長田は推測する。「おいしい、おいしくないというよりも、食べることによって、不安を消している感覚のほうが強い」というのが長田自身の見解である。

　買ってきた食べ物がなくなると長田の過食は終了する。過食が終わると、吐き出した食べ物が入った袋を、新聞紙に何重にもくるみ、それを何重にもしたスーパーの袋に入れて縛り、それをもう一度新聞紙で包んで袋に入れてから、部屋の外に出す。それが終わると、シャワーを浴び、さらに翌日の朝にももう一度シャワーを浴びる。こうして長田のチューイングは終了する。

　長田が、ここまで入念に後片付けをし、朝と夜にかけて二回もシャワーを浴びるのには、まず物理的な理由がある。以前、部屋を訪ねた友人から、「実はあの時、臭いがした」と指摘されたり、食べかすが髪の毛に残って、その臭いを母親に指摘されたりしたことがあった。また大量の食べ物を吐き出しているので、暑い日には悪臭が発生する。このため、チューイングをした後は、部屋や身体から臭いがしそうな気がしてしまい、それを抑える作業を念入りに行うのである。さらにこの作業はチューイングをなかったことにしたいという象徴的な理由も併せ持つ。チューイングの残骸を部屋から出して見えないようにし、その後身体を洗うのは、長田にとってチューイングの象徴的終了と消去である。

　これらの作業が全て終わると、彼女は、冷静な気持ちで自分を見つめたり、前向きな気持ちになったりすることができる。時には気分のいい状態で人に会うために、待ち合わせの時間から遡って計算をし、その時間までにチューイングが終わるようにして外出したこともあった。

4　おいしくない過食

食べているようで食べていない

の映画『火垂るの墓』で重要な役割を果たすのはドロップである。戦時下を生き、極度の栄養失調に置かれて死んでゆく主人公の節子と兄の清太にひと時の幸せを与えたのはドロップであり、そして空になったドロップ缶は二人の温かなつながりを象徴するものとして映画の初めと最後をつなぐ。同じように荻上直子監督の映画『めがね』でも食べ物は同様の役割を果たす。詳細は一切明かされない主人公が旅先の人々と食べ物を共有するようになっていく過程と主人公の心が癒されていく過程は同時進行である。

おいしいものは人の心を癒す。おいしいものはひとときの休息となり、日常の雑事から人を解放して日々を生きるための活力を与えるのだ。

結城、田辺、荻原、長田も前向きになったり、日常生活の疲れや苛立ちからひととき自分を解放し、気持ちを新たにしたりするために過食を使う。彼女たちが過食から得ている効果は、私たちがおいしいものを食べて得ることができる効果と一見そっくりである。

しかし、彼女たちが過食から得られる癒しと、おいしいものを食べて得られる癒しが同じかというと、そうではない。おいしいものを食べることによって得られる癒しは、食べるという行為に積極的に身を投じることで生じる一方、過食から得られる癒しは、食べるという体験から身を遠ざけることによって生じているからである。

いまいちど結城たちの過食時の食べ方を振り返ってみよう。

過食中の彼女たちが「食べる」という体験から身を遠ざけようとする様子は、彼女たちの語りの随所にみてとれる。まず過食衝動に飲み込まれた時の彼女たちの意識は常に未来を向いている。食べ物を買っている時には食べることを、ひと口食べたら、次の一口を、目の前の食べ物がなくなったら吐きだすことをというように、彼女たちの意識は今ここには決してとどまらない。そして極めつけは嘔吐や下剤使用といった排出行為である。おいしいものを食べた際、私たちはしばしその余韻に浸るが、過食の場合はむしろその余韻を消しにかかる。つまり排出行為によって彼女たちはたくさん食べたという過去を抹消しようとするのである。

結城の語りを思い出してほしい。結城は過食の場合、何も食べていないゼロの状態に戻さないと気が済まないと語っていた。食べたくてたまらず始めた過食であるにもかかわらず、いざ過食が始まると、彼女たちは食べているという事実から目を背ける。彼女たちは過食の最中においしさを感じることはないと述べるが、それはある意味、当然の結果といえよう。おいしさは食べるという行為に積極的に身を投じ、それを体験することで生まれる一方で、過食をする結城たちはそのような体験に身を投じることを拒否するからである。

カロリーといった観点、あるいは吐きだされずに体内に残った食べ物の重量といった数値により、彼女たちがどれだけのものを食べたか示すことは可能である。実際に栄養学の分野では過食においてどのような栄養素が、どれだけのカロリーが摂取されたかといった研究が存在する。しかし彼女たちの内的な世界のあり方、この場合は彼女たちの内的な時間の流れに着目すると、[1] 彼女たちは食べているようで食べていないことがわかる。なぜなら彼女たちは口にものを入れている間中、食べるという体験を拒絶しているからである。

それでは結城たちが過食から得る何物にも代えがたい爽快感と解放感はいったい何から生じているのだろう。結城たちは口をそろえて過食中は日々の不安や悩み事から解放されると述べる。そしてまさにこのことが過食を手放せない理由になっているのだが、それがおいしいものを食べた癒しとは全く別のものであることがわかった以上、過食の体験を全く別の観点から捉えねばならない。

5 フロー　楽しさの起源

心理学者のミハイ・チクセントミハイ[2]は、チェスやロッククライミングなど、多くの技能や努力を必要としながらも金銭や名誉といった外的報酬がほとんど得られず、時には命さえも危険にさらすような行為に、なぜ人は夢中になり、それに楽しさを感じるのかという問いを立て、それをフローという独自概念のもとに説明した。チクセントミハイはフローを次のように述べる。

自己目的的経験は、それ以外の生活が往々にして退屈であるのとは異なり、退屈ではない。同時に「通常」の生活の中では意識の中にしばしば入り込んでくる不安を生み出すことがない。

退屈と心配とが相殺し合っていることから、自己目的的経験は行為者をその活動に完全に没入させてしまうものの一つとなる。その活動は絶えず挑戦を提供する。これから起こることや起こらないことに対して、退屈や心配を感ずる時間がない。このような状況のもとでは、人は必要とする技能を、それがどのようなものであれ、フルに働かせることができ、自分の行為から明瞭なフィードバックを受け取る。従って彼は筋の通った因果の体系の中にあり、そこで彼が行うことは、現実的で予想可能な結果を伴うことになる。以下、我々はこの特異でダイナミックな状態―全人的に行為に没入しているときに人が感ずる包括的感覚―をフロー（flow）と呼ぶことにする。（p.65–66）

またチクセントミハイはフロー経験の最たる特徴として行為と意識の融合を上げる。

フロー状態にある人は二重の視点を持つことはない。彼は彼の行為を意識してはいるが、そういう意識そのものを更に意識することはない。テニス・プレイヤーはボールと相手に対して分かつことのできない注意を払っており、チェスの名人はゲームの作戦に注意の焦点を置き、ほとんどの場合、宗教的エクスタシーには複雑な儀式的段階を経て到達する。しかしフローを維持している時には、意識するということ、そのものを省みることはできない。（p.68-69）

フロー状態にある人は、自分の行動を外から眺め、自分の行動は正しいか、この行動には価値があるのか、といった自省をすることがない。意識が行為の外側にあり、そこから自分を眺めるのではなく、行為と意識が一体化するため、そのような観点が持てないのである。しかし意識を行為と融合させ続けることは容易なことではない。なぜなら人は行為の最中に、自分の行為の価値や方法に対してしばしば懐疑的になるし、行為の最中には日常生活の不安が否応なく介入してくるからである。つまりこれをひっくり返すと、行為の外側から入り込む刺激を遮断できればできるほど、すなわち限定された領域へ意識を集中すればするほど、人はフローに入りやすいということになる。

また限定された範囲に意識を集中させるには、まずその行為が達成可能でありながらもほどよく難しい必要がある。難しすぎれば人は、その行為の複雑さに圧倒され、不安を感じて意識と行為の結合は融解するし、簡単すぎれば退屈になり、またもや意識と行為の結合が融解してしまうからである。たとえば弱すぎる相手とのゲームを考えてみよう。相手が弱すぎれば戦術を練る必要はなく、惰性でゲームをこなせばよい。結果、プレーヤーはゲームに退屈し始め、日々の不安や心配事は簡単にゲームの中に介入してきてしまう。ところが、相手が強すぎても問題である。太刀打ちできないと感じれば、プレーヤーは勝つための方略を考えることをあきらめ、ゲームに集中することはできなくなってしまうからだ。外部からの刺激の侵入を許さず、しかも行為と意識の融合を保てる相手は努力すれば勝てる可能性のあるほどよい強さを持った相手なのである。

加えてフローを起こす行為には、はっきりとしたルールやゴールが存在する。ルールやゴールといった内部秩序がないと、人はその行為の無秩序さに圧倒されてその行為を外から眺めることになってしまい、外部刺激の介入を容易に許してしまうからである。この点において明確なルールに基づき勝敗が決定されるゲームはフローを起こしやすい。なぜならゲームやスポーツはルールに矛盾がなくまた目的が明確であるため、こちらをとったらあちらが立たないといった状況や、何を目的にしたらよいかがわからないといった日常生活で起こりがちな迷いや不安を人に抱かせないからである。明確なルールとゴールがあり、さらにそれが挑戦者にほどよい難しさを課すとき、外部刺激が遮断され、行為と意識の融合が起こり、人はフローに入りやすくなる。これがチクセントミハイが楽しさの起源とする、フロー状態の概要である。

6　過食の構造とフロー

結城たちの語りを検討すると、過食はフローを起こしやすい構造を備えていることがわかる。まずなによりも過食は、ほどよく難しい。大量のものを食べ、それが吸収される前に排出せねばならないのである。これは身体の機能に逆らうため簡単であるはずはないが、彼女たちの語りから、食べ方や排出方法を工夫することで、この困難は乗り越え可能であることがわかる。たとえば結城たちは、ひと口を口に運んだら間髪入れずに次のひと口を口に運んでいる。これでは味わうことなどできはしないが、過食を滞りなく終わらせるには、そうでなければならない。味わってゆっくり食べているうちに食べ物が吸収されてしまったら、それは過食の失敗だからである。だからこそ電子レンジで温めている間に次を食べたり、食べものを床に広げたりといった工夫が必要になる。上手な過食には技術が必要であり、一朝一夕には成しえない。つまり過食は行為者にほどよい挑戦を課している。

さらに過食には矛盾のないルールと明快なゴールがある。できる限り大量に食べて、できる限りそれを排出すること。それが過食のルールであり、行為者の役割はそれを忠実に守ることである。もっと食べたいが、周りが食べていないから食べるのを止めるとか、食べたくないのに無理矢理食べるといった日常生活ではありがちな、食に関する本人の願望と環境からの要請とが矛盾することは、過食中にはありえない。内部秩序と与えられた役割、そして目的の明快さ。この点において過食はフローを引き起こす条件をすべて満たしている。

実際、「過食中は何も考えなくてよい」、「過食中は悩みが押し寄せてこない」という結城たちの発言が、過食中の体験がフロー体験に似ていることを示す。過食という行為に自らを一体化させることにより、彼女たちは日常生活で頻繁に起こる悩みや迷いの一切を遮断することに成功しているのである。

さらに外部刺激を遮断するための方法をそれぞれが編み出していることにも着目したい。それが顕著に見られるのは長田で、長田は過食中に雑誌を読む理由を、過食をしている事実から目を背けるためであると述べている。長田の場合、チューイングだけでは行為と意識の融合は十分に起こらず、そこからはみ出した意識が自分を外から眺めて罪悪感を持ち始めてしまうため、過食に没入しきれない意識が自分を批判的に見始めることのないよう、その意識を雑誌に向けているのである。

還元主義は、心と身体に何らかの問題があるから過食は継続すると考える。したがって、認知のゆがみを修正したり、コミュニケーションスキルをつけさせたり、飢餓状態から抜け出すための治療法がとられるが、本書が提示する過食継続の理由は、還元主義とは全く異なる。彼女たちが過食を手放したくとも手放せない理由は、過食がフローを誘発するからである。過食の内部において彼女たちは、自らを批判的に見続ける日常からほんのひととき解き放たれる。だからこそ過食は嬉しいことがあったときや退屈なときにも起こる。過食が継続する理由の一つは、過食という体験の内側に潜む、ある種の楽しさにも依拠するのである。

しかしこれで話は終わりではない。それはキャベツの過食ではフローは起こせないことである。フローを起こせる食べ物は限定されている。これはいったい何を意味しているのだろうか。

第13章　反転する日常

キャベツで過食ができない理由

――二〇〇八年秋

磯野　嫌なことがあるとチューイングをやってしまうとおっしゃっていました。チューイングをすることで落ち着くんですね。

長田　うん。（チューイングを）することによって、「しょうがない」って思えるんです。食べているうちに、「しょうがないじゃん」って。多分、「（チューイングを）やらないと（そう思えない）」って私が思っちゃうんですけど、ワンクッション置くことで、「やっちゃったことはしょうがない」、「自分ばかりせめてもしょうがないな」って思える。

磯野　それはチューイングじゃないと駄目なんですか。

長田　駄目です。チューイングをすることで、意識をそらせるので…わかんないですけど、そらせているんですよね。チューイングをし終わる頃には、元気になっていたりしますね。他の人なら、友達に相談とかするんでしょうけど。あんまり友達に相談とかしないので。

磯野　チューイングするときにキャベツじゃ駄目なんですか。

長田　挑戦したんですけど…キャベツって味がないじゃないですか。で、キャベツって「太らない食べ物」に入っちゃっている。なので、チューイングしてもしなくてもいいチューイングの代わりにならないっていうか。上手くいえないんですけど。

磯野　チューイングに向いている食べ物っていうのがあるんですね。

長田　そうです。ケーキとか、お菓子とか、一般的にダイエットしている人は「食べてはいけない」と言われているものですね。キャベツは「キャベツダイエット」とかあるじゃないですか。だから、お弁当にキャベツがあったら飲み込みます――他は全部チューイングですけど。わかめとか、ラーメンに入っているキャベツとかは飲み込んで、ほかは出したりしています。

1　成功のカギは「悪さ」

何物にも代えがたい爽快感を与える過食であるが、その中身は何でもよいわけではない。とりあえずキャベツでは話にならないことが長田の話からわかる。過食は何を食べたら成功するのだろう。長田たちの話を聞くと、成功の鍵は「悪さ」にあることがわかる（二四八～九頁「過食リスト」参照）。

たとえば結城は、悪い食べ物と過食の関係について次のように語っている。

——二〇〇八年秋

磯野　食べ吐きのときには、「悪い食べ物」が多いですか。
結城　圧倒的に。
磯野　すべてを野菜に変えたら満足しますか。
結城　あー、しないと思う。
磯野　全部キャベツとか。
結城　絶対しない（笑）でも、実はそれをしようと思ったときがあって。私の知り合いががんになって、マクロビオティックを始めて、会うたびにマクロビオの話をしてたんですよ。で、私はその正反対のことをしているじゃないですか、「そうですね、玄米とかいいですよね〜」って言いながらも（笑）でも、それを聞いていて、「コンビニ良くないんだな。」って思って。いくら吐いているとはいえ、すぐに吐いているわけじゃないし。やっぱり良くないと思って。で、最近自分で料理をしようと心がけているから、どうせ吐くにしてもいいものだけを（食べようと思ったんです）。昔、何かで、「食べているものに必要な栄養素が入っていないから、どんどん欲しくなるんだ」っていう話を聞いたことがあって、「そうかもしれないな」って思って。「野菜ばかりたくさん食べていたら、『いらない』って思えるかもしれない」って思って、野菜やサラダでお腹を一杯にしようと思って、やってみたけど。すぐ頓挫した。「もっと違うもの欲しい」ってすぐなっちゃった（笑）

これは荻原も同様であった。荻原が拒食状態にあった高校の頃、荻原には漠然と食べてよいもの、食べてはいけないものがあった。食べてよいものは植物性たんぱく質や栄養補助食品などで、菓子類は絶対に駄目なものであったが、過食状態に陥って以降、荻原はこれを逆転させた食べ方をするようになったという。

――二〇〇八年春

磯野　(食べて) よいもの、悪いものというのは、過食になってもあるんですか。
荻原　多少あるのかな、でも、それと矛盾して食べている。超不思議です。
磯野　具体的になんかありますか。
荻原　吉野家の牛丼とか。いわゆるジャンクフード。「普段だったら絶対手をつけないもの」を好んで食べたくなる気がします。なんだろう「太る」ってわかっていながら、あえて行くかも。でも、それで満たされるんですよ。多分同じカロリーで体に優しそうな、オーガニックものを量一杯食べるよりも、それを食べるほうが (過食の) スイッチ入ったときって私は満足しますね。「気持ち悪い」って思いたいわけじゃないけど、あの「うー」って感じが満たされるのかな。謎だ~。よくわかんない。うん。
磯野　牛丼のほかに何かありますか。
荻原　マクドナルド。あと、コンビニの油っぽいお弁当とか、カップラーメンとか、いわゆる一般の人が想像つくようなジャンクフード。

磯野　味的には――

荻原　味的にも質量的にも重めですね。

磯野　今出してくれた感じだと、しょっぱいものかなと。

荻原　しょっぱいし、油っぽいですね。

磯野　へー。甘いものはありますか。

荻原　甘いもの行きたくなるときも、そういえばあります。そうだ。うん。甘いの食べたくなる。ロールケーキとか普通に食べるし。どれがどうってわけじゃないな。甘くてしょっぱくて、油っぽいもの。菓子パンとか。噛まずに食べれるような。単価安くて、品数と質量多く買えるじゃないですか。菓子パンだと。

磯野　うん。菓子パンだと、どんな菓子パンってありますか。

荻原　具体的には、普段あんまり食べないけど、最近（過食が）無いんで。その当時の過食ひどいときは、クリームとか入ってるのかな。コンビニで売っていそうな普通のパンですね。

磯野　いわゆる――

荻原　惣菜パンより甘いパンですね。

磯野　じゃあ、逆に食べていいものというと、どんなものでしょう。

荻原　栄養学的な詳しいことはわからないですけど、植物性たんぱく質とか、野菜とか、いわゆる「おもいっきりテレビ」とかでやっていそうな体によさそうな食材？　自分の中でボー

ダーラインあるんでしょうね。「具体的には？」って聞かれているのに答えになってない（笑）
磯野　いえいえ。
荻原　コンビニで言うと、ナチュラルローソンで売っていそうなものですね。
磯野　ただ、過食をするときというのはナチュラルローソンで売っていそうなものを過食する気にはなれない。
荻原　ない。「玄米一杯食べたい」とかないもん（笑）

長田、結城、荻原の語りからわかるように、過食成功の鍵は悪い食べ物にあることがわかる。しかしここで注意したいのは、好物だが健康に悪く太りそうなものが「悪い食べ物」と定義されているわけではないことである。そのような答え方をしたのは長田のみで、残りの四名はふだん食べたいが我慢しているものを過食しているわけではないと述べている。たとえば田辺の回答は次のようである。

――二〇〇七年夏

磯野　（過食のときに）どういうものを選んでいましたか？
田辺　安くって量があるものですね。
磯野　というと菓子パンとか？（田辺の過食時の語りにしばしば菓子パンが出てきたことを受けての質問）

田辺　菓子パンとか、あと一〇〇円のお菓子があるじゃないですか、シリーズもので、コンビニで売っている。その中でも大きくて、量があるのを買って。

磯野　そういうときって、いろいろなものありますよね。おせんべいとか、クッキーとか。

田辺　おせんべいとか固めのものじゃなくて、ちょっと柔らかめのクッキーとか、ドーナツとか。

磯野　そのときに、ちょっとでも「食べたいな」って思うものが入りますか。それとも「出しやすい」ものですか。

田辺　「出しやすい」ですね。そん時は。「食べたい」っていうものがない。ほとんど無かったですね。「とりあえず詰めて」っていう感じでした。

――二〇〇七年秋

磯野　「悪いものを過食のときに食べる」というのはどういう風に理解したらよいでしょうか。

田辺　単純に、私がいいと思っているものは高いんですね。私が「やだ」って思っているものは大量生産のものだったりするじゃないですか、そういうものって安いじゃないですか。だから、金銭的な問題です。あと、吐くっていう行為は体に消化吸収されないから、それなのに「体にいい」と思うものを食べても意味がないじゃないですか。そんな感じです。

磯野　じゃあ、敬子さんがたくさんお金を持っていたらその辺は変わりますか？

田辺　いや変わらないですね。変わらないけど、今は一〇〇円均一とかのお菓子とかを食べてたりするじゃないですか。でもお金があると、デリバリーのピザとか、ケンタとか、マックとか。そういうジャンクフード系を食べるというのは変わらないです。ただ、値段が少しグレードアップするくらいで。

磯野　それは確信を持っている？

田辺　前そうでした。前、金銭的にちょっと余裕があったときは、結局そんなことばっかりやってて。

磯野　ということは、安いからだけではなく、そういう食べ物を過食嘔吐のときに食べる──

田辺　そうですね。多いです。

磯野　そのようなものを過食時に食べることは重要ということでしょうか──

田辺　重要って言うより、重要じゃなくて、吐き出すものだから、吐き出すものに対して、栄養価があるものは必要ないじゃないですか。カロリー（だけ）。だから、ジャンクフードとかお菓子とか、そういうものになるだけです。

このように田辺は食べたいものではなく、安くて量があり、吐きやすいものを食べると強調し、金銭的余裕があるときに割高のファーストフードを食べていたのは、身体に吸収させせないのに栄養価があるものを食べても仕方がないからと述べる。金銭的に余裕があるからといってあえて栄養価のない割高なものに移行する必然性はなく、また吐いてもある程度は体内に吸収されることを考えると、金銭的に余裕があるのなら身体によい食べ物を過食してもよさそうであるため、田辺の説明には妙なところもあるが、田辺は一年にわたり、食べたいが我慢しているものを過食しているわけではないことを強調した。

また何を悪いとするかは相対的に決定される場合もあることがわかった。それが武藤である。武藤の場合、前出の四人にみられた、健康によいか悪いか、太りやすいか否かという点に加え、誰かに必要とされているか、納得できる量であるかが悪い食べ物の条件として付け加えられている。たとえば武藤は次のように語る。

——二〇〇八年夏

「今日はちゃんとご飯をちゃんと食べたい」とか、「吐かないでいたい」と思っているのに、そう思ってスーパーに行ったら、半額のものがたくさん並んでいるとすごい不安定になっちゃって。「なんでここにこんな半額のものが置いてあるんだ、今日はしたくないのに」とか思っちゃったりとか。

（仕事で）お弁当とかを必要以上に取ったりするじゃん。「絶対いらない」っていうものがそこにあるっていうのが、すごい気になっちゃって。「これは私に食べ吐きしろってことかよ」っていうか。誰にとってもいらなさそうな食べ物がほっとけないというか。

武藤にとって、誰からも必要とされていない食べ物は嘔吐の導線となる。自らそのようなものを求めるのではなく、そのような食べ物があると、それに引っ張られるように過食が始まる時もあるの

過食リスト		過食時に悪い物を食べる	備考
手先／入手法	内容		
ビニ、スーパー	菓子（例：チョコチップクッキー、ピーナツ揚げ、ケーキ）、菓子パン（例：クリームやあんこ、バターが挟まったもの）、惣菜パン（例：卵サンド、照り焼きサンド）、ハンバーガー、食パンにあんこやジャムを塗ったもの、弁当（例：ハンバーグ、スパゲッティ、カツ丼）、フライドチキン、オムライス、洋食、子供が好きそうなもの、鮭ご飯	○	よい食べ物が、一般に身体によいと言われているものか、あるいは自分にとって興味のある食べ物かどうかで分類は変わる。チューイングをするためすぐ液体になるチョコレートや、ゼリー、プリンといった食べ物は意図的に選ばない
ビニ、スーパー	シュークリーム、プリン、カレー、菓子パン、惣菜パン、ハンバーグ、フライドチキン、ケーキ、カロリーの高いもの、甘いもの	○	
ビニ、スーパー	菓子パン、ロールケーキ、カップデザート、油っぽい弁当、おにぎり、カップラーメン、冷凍のフライドチキン、菓子	○	過食リストについては過食が頻繁であった大学時の頃のものである
ーストフード店	吉野家や松屋で売っているどんぶり物、マクドナルドで売っているジャンクフード		
	おかずの余り、ご飯、冷凍食品、菓子		
ビニ、スーパー	菓子パン、惣菜パン、プリン、ゼリー、シュークリーム、100円の菓子（例:ピーナツチョコ、チョコカステラ）	○	
ーストフード店	ピザ、フライドチキン（金銭的に余裕があるとき）		
	冷凍食品、麺類（例:うどん、カップラーメン）、余っているおかず		
頼む	サツマイモ、フランスパン（嘔吐を止めていたが体型が気になって外に出られなかった時）		
パー、コンビニ、	化学調味料あるいは添加物を多く使った食べ物、高級グルメ的な食べ物、納得できない量の食べ物、捨てられる運命にある食べ物	○	

過食リスト

	よい食べ物	悪い食べ物
長田奈々	身体によいもの：納豆、豆腐、ヨーグルトなど旅館に出てきそうなもの 興味のあるもの：洋食・オムライス・ハンバーグ・カロリーが高く子供が好きそうなもの	興味のないもの：納豆、豆腐、ヨーグル ど旅館に出てきそうなもの 興味のあるもの：洋食・オムライス・ハン グ・カロリーが高く子供が好きそうなもの
結城理央	野菜、手作りのもの、カロリーの低いもの	コンビニで売っている食べ物
荻原由佳	植物性たんぱく質や栄養補助食品	植物性たんぱく質や栄養補助食品ではない 菓子類
田辺敬子	野菜、魚、果物、玄米、全粒粉、ライ麦、栄養があるヘルシーなもの、普通に一般的に良いと言われているもの	ドーナツ、菓子パン、パン、クッキー、菓 おかずなど加工されているもの、人工的 加物を使ってあるもの、カロリーだけのも 栄養がないもの
武藤さゆり	1．作り手：食材を作った人/料理した人が見えるもの。手作りのあたたかみのあるもの。 2．食べ物の状況：望まれてそこにあり、緊張感などのない落ち着いた気持ちよい環境で食べられること⇒同じ食べ物でも、それが大量にあってみんなが持て余していて大切に思われない状況ならば、悪い食べ物となる。 3．拒食の症状がひどかった頃：栄養のなさそうなもの、命を支えてはくれないもの（例：こんにゃく、海藻）	1．望まれていない（捨てられる にある）食べ物。おいしくなくて 手をつけないお皿の上の料理や、 パーで値下げ処分品のシールを貼 た食材。 2．化学調味料や添加物を使いまく た食べ物（いわゆるジャンクフー 高級グルメ的な食べ物。それを食 のは過食嘔吐前提。

である。またさらに誰かが武藤のために作ってくれたものであっても、それが自分の納得できる量を超えると、それが過食嘔吐のきっかけとなるという。つまり武藤の場合、よい食べ物と悪い食べ物の区分けが絶対的ではなく、その食べ物の置かれた社会的文脈によって相対的に決定されることがあるのである。

2 日常反転の試み

祝祭としての過食

「悪い食べ物」の定義に個人差はあるものの、過食成功の原則は「悪い食べ物」であり、しかもその食べ物は、彼女たちがふだん食べたいが我慢している好物というわけでもないことがわかる。また前章で明らかにしたように、彼女たちはこれら悪い食べ物を味わって食べているわけではなく、むしろ食べている事実から身を引きはがすような食べ方を選んでいる。しかしこのようなものを過食しなければ彼女たちは満足感を過食から得ることはできず、これは、私たちがふだんは口にすることのできないおいしいものを食べて得られる満足感とは、明らかに異なっていることがわかる。

過食中の彼女たちにいったい何が起こっているのだろうか。この謎に迫るべく、ここでは彼女たちの過食を時空間の反転という観点から捉えてみたい。

時空間切り替えスイッチとしての食べ物

空間や時間を立方メートルや平方メートル、あるいは分や秒といった単位で計測することは、ありふれた時空間の把握の仕方であるが、私たちはふだんの生活において、このような時空間把握はしないことに注意したい。なぜなら私たちは科学的単位ではなく、時空間が帯びる意味の中で生きているからである[1]。たとえば私たちが教室という場において教師らしく、あるいは生徒らしく振舞うのは、その教室が五〇平方メートルあるからではなく、その空間が教室という意味を帯びているからである。八月一五日の正午に多くの人が黙禱をささげるのは、終戦記念日という意味においてであり、年が明けて八ヶ月と一五日が経過したからではない。私たちの日常を形作る時と空間はすべて意味を帯びており、その意味に応じて私たちは行動を修正する。私たちの行動は科学的単位ではなく、意味において左右されるのである。

時空間の意味づけの方法として基礎的なものの一つが、日常と非日常の区分けである。たとえば日々の暮らし（日常）と旅行先や祭り（非日常）でのふるまいを比較すれば、その差が歴然となるように、日常と非日常の時空間で私たちはふるまいを反転させる[2]。日常の時空間で自らを節制するのなら、非日常の時空間でその節制を融解させ、日常の時空間が「動」であれば、非日常の時空間は「静」となる。なぜ私たちがそのようなことを必要とするのかはわからない。しかし日常と非日常の区分けがなく、常に同じリズムで生活をしている民族の報告がないことをみると、日常と非日常の区分けとそれに応じたふるまいの反転は、人間が生きる上でなくてはならないものといえるだろう。

日常と非日常を反転させる上で欠かせない役割を果たすのが、食べ物である。言い換えると、食の形を反転させることで人間は自らを非日常、あるいは日常の時空間に引き入れ、ふるまいそのものを変えるといえる。その最たる例は間違いなく酒であろう。酒は日常生活から人々を解放する飲み物であるが、酒を日常の時空間で飲むことは厳しく禁じられており、それを無視すれば大人としてのマナーを著しく欠いているとか、アルコール中毒者であるとか、見られかねない。一方、結婚式のような祭式では、下戸でも少しだけ口をつけることがある。これは酒に対する耐性の低さという身体的限界を超えてでも、その場の神聖性を参列者と共有し、神聖性を作り出そうとする試みといえるだろう。酒は非日常空間に人々を引き入れる力がはなはだしく強いため、日常の時空間においては固く禁じられる一方、非日常の時空間においては強制される。時空間の意味はそこに参与する人々によって初めて作り出されるため、非日常性が高ければ高いほど飲酒は強要されると考えられる。

これは酒に限らず、食べものも同様である。たとえば江戸時代には、祭礼の日や遊び日になるとカワリモノと呼ばれる特別な食事がふるまわれることが習わしであった[3]。これは私たちの社会における、餅や誕生日ケーキのようなものであり、正月に餅、誕生日にケーキを食べる必然性は特にならないが、そのようなものを食べないと正月を迎えた気にならないし、誕生日を祝った気にはならないことがある。そのように私たちが感じる理由は、特定の食べ物が祝祭の時空間に人間を導き入れる役割を果たしているからであり、ゆえにそれが起こらないと祝祭の時空間に人間は入りきることができないからといえるだろう。

食べ物の種類と同様に大食も非日常を特徴づける。たとえば古代メソポタミアのアッシュール・ナシルパル（紀元前八八三〜五九）が宮殿の完成を祝い、十日間にわたって七万人に近い人々を招いて開いた祝宴の料理に使われたのは、牛千頭、ヒツジ一万四千頭、仔ヒツジ千頭、シカ数百頭、ハト二万羽、魚一万匹、トビネズミ一万匹、卵一万個であったという。[4] 古代メソポタミアに限らず、特別な場で大量の料理がふるまわれるのは、私たちの社会でもよく見られる現象であり、食べ物の種類だけでなく、食べる量も日常と非日常の切り分けに貢献していることがわかる。

つまり食べものは、時空間切り替えスイッチなのである。日常で口にしないものを食べて飲むことで、私たちは非日常を身体に取り入れ、それにより非日常の時空間を作り出す。私たちの生活は多種多様なモノに取り囲まれているが、身体の一部となり、そして身体の一部と化すという点で食べ物は特殊なモノということができよう。私たちは日常と異なる食べものを身体に取り入れることで非日常の時空間と一体化し、それにより時空間の意味を切り替えているのである。

キャベツで過食ができない理由

さて、それでは過食に話を戻すこととしよう。過食において起こっているのは、日常の食の反転である。しかもその反転の程度は激しく、ふだん避けられているものが大量にとりいれられる。[*1] 彼女たちは日常の食を大逆転させることで非日常の時空間を作り出し、実際にそれらを口に入れることで、そこに自らを溶け込ませているのではないだろうか。江戸時代の人が祝日にカワリモノを食べていたように、酒がなければ祝祭が成り立たないように、日常の食事と一線を画するものを食べなければ時空間は反転しない。カツ丼や菓子パンといった日常の食の禁忌を破る食べ物を過食することで、彼女たちは初めて非日常の時空間に自らを招き入れることが可能となる。第7章で示したように、読書や編み物、運動といった行為をもって過食に代えることができないのは、過食でなければ日常の時空間が反転しないからである。

その点で彼女たちの食べ方は、祝祭の時空間における人々の食べ方の相似形といえる。異常とされる彼女たちの食のあり方の向こう側には人間に普遍的に見られる食べ方の決まりがある。彼女たちは症状とされる食べ方の渦中にあっても、食べ物によって日常と非日常を作り出すという人間らしさを失ってはいない。キャベツで過食ができないことには、論理的な理由があるのである。

ひとりだけの祝祭

しかしながら彼女たちの過食は、祝祭の時空間における食のあり方と全く同一ではないことにも注意したい。

差異のひとつ目は、過食における時空間の反転は中途半端に終わるという点である。前章で明らかにしたように、彼女たちは過食中に食べ物を味わうことはなく、また過食後は嘔吐や下剤乱用によって過食の事実を消しにかかる。つまりこの食べ方は祝宴の席に身を置きながら、その場に意識が向かないよう、違うことを考えたり、あえて仕事をしたりするような行為といえる。

時空間の意味は、人間が積極的に参与することで初めて成立する。したがって、そこに参与することを意識的に拒む身振りを本人が選んだ場合、非日常の時空間は成立しきらない。つまり彼女たちは、食べ物の選択や量という点において時空間の反転に成功しているのであるが、肝心の本人が食べつつもそこから離脱しようと試みるため、結果的に完全なる反転は起こらないのである。

ふたつ目の差異は、過食は続ければ続けるほど、孤立を深める食であるのに対し、祝祭における食はそこに居合わせる者同士のつながりを深めたり、関係性を確認したりと、人と人との紐帯を作り出し、継続させたりする機能を持つことにある。祝祭の日に食べられるカワリモノ、祝宴での酒、誕生日会でのケーキといった食べ物を通して人は共同体としてのつながりを深めてゆく。特別な時空間で同じものを身体に取り入れることで、人々の関係性が確認され、ひるがえってそれが日常の時空間に戻ったときの円滑な人間関係の構築と維持に寄与するのである。

しかし過食の場合、そのような紐帯の構築・維持は一切生じない。やせていること、食べないことを心のよりどころとする彼女たちにとって、それと矛盾する過食は、他人にはさらしたくない姿である。だからこそ彼女たちの過食から、必然的に他者は排斥される。もし「過食会」なるものがあれば、ふつうに食べられない人たちとの間で紐帯を生み出せる可能性はあろう。しかし第5章で述べたように「やせる」という行為自体に他者との競争が含まれるため、体重増加を予見する行為をライバルと共有することはできない。

加えて、過食が精神疾患の症状であるという事実が、彼女たちの孤立を深めてゆく。病気というレッテルは、「あの人は病気だから」という形で、理解しがたい人とそうでない人の間によこたわるある種の気味悪さを取り払う効果があるが、一方でこの認識は、病気の人とそうでない人の間に越えがたい壁も作り出す。その食べ方は病気であり、それを修正するには特別な知識と方法が必要という専門知により権威づけられた考え方は、彼女たち自身に、自分は他とは異なる存在であるという認識を植え付けざるを得ない。そしてその異なり方が、特技があるとか、富があるとか、そのような羨望を生む差異ではなく、多くの人ができればそうはなりたくないと願う形であることを、〔7〕彼女たちは過食の時空間から抜け出すたびに確認せざるを得ず、その自覚は次なる過食に自らを引き込む契機となる。なぜなら過食の時空間にいる間だけは、彼女たちは自分を外から眺め、自分が他と比べて劣った、異常な存在であるという自覚を忘れることができるからである。

彼女たちがうまく食べられなくなったきっかけは、いじめ、身体への揶揄、友人・家族関係のいざこざなど、人々とのつながりの間に生じた亀裂であった。その亀裂が苦しかったからこそ、彼女たちはやせることに活路を見出そうとしたのである。そして彼女たちの試みは、ほんのひとときであるが、成功を収めた。異性から初めて告白されること、周りの見る目が変わること、これまで話しかけてこなかった友人が話しかけてくること、このような体験は彼女たちが抱えてきた苦しさを少なからず取り払った。彼女たちが食べ方を変えたそもそものきっかけは、人と人とのつながりをより快適なものに修正することだったのである。しかしそれは結果的に、孤立という彼女たちがもっとも望まない方向に彼女たちを誘導することとなった。日常の食を反転させる形で行われる過食は、フローを引き起こし、それは彼女たちが不安と心配事がうずまく日常を乗り切るための術として定着した。しかし、そのフローは誰とも共有することができない。過食は続ければ続けるほど孤立を生む、悲しい祝祭なのである。

3　菓子パンに捧ぐ

澤は前述の五名と違い、過食に陥ったことはないが、拒食の澤には誰にも明かしたことのない祝祭の食事があった。それは、澤が上京をしてから結婚をするまでの一〇年の間続けた菓子パンの夕飯である。澤はこの菓子パンを食べるため、朝は何もつけないトースト一枚、昼食は三〇〇～四〇〇カロリー以内という食事を厳格に守っていた。

――――――二〇〇七年夏

磯野　一人暮らしされたときに、パターンをある程度決めて、生活をされていたと言っていたんですけど――「夜は甘いものを食べたいので、菓子パンにして」と。

澤　はい。

磯野　具体的にどんな菓子パンだったんですか。

澤　大手メーカーの山崎、シキシマ、フジパンあたりのこれくらいの柔らかくて、で、いろいろ混ざっているとよりいいですけど。(笑)

磯野　いろいろ混ざっていると言うと。

澤　こういろいろな味が。それを「いかに自分が満足できるまでゆっくり食べるのか」というので、あんまり単純だとすぐ終わってしまって面白くないので、それを時間をかけてとにかく、味わいつくすじゃないですけど。でも、なるべく、いろいろなのを食べたかったので、特に絶対これじゃなきゃというのは決まっていなかったので、新発売のものを見たら、それを見て。でも、デニッシュとかだと、小さいくせにカロリーが高かったりするので、満足し終わらずに、終わってしまうので、なるべくそういうのではなく、大きくて、甘いようなの。

磯野　中に何か挟まっていたほうがいいですか。

澤　入っていたほうがいいですね。

磯野　あんぱんとか?

澤　私は、クリームですね。生クリームとか。

磯野　食感としては、固いですか。惣菜パンですか。

澤　惣菜は全然（ない）ですね。甘い菓子パンって感じですね。逆に、なんか、今はあんまりそういうの食べなくて、逆にハード系のくるみパンとかそういうの好きなんですけど、その時期は、菓子パンにはまっていた時期は、何か中毒になったと言うか、甘い菓子パンにはまっていた時期がありましたね。

磯野　じゃあ、大きさも大事で。

澤　大きさもありましたね。

磯野　決めるときは時間もかかりましたか。

澤　すごいかかりました。大体そこにある何種類かで決めるんですけど、すっごい、ずっとパンの棚の前で。

磯野　スーパーとか（で選ぶのですか）？

澤　スーパーとか。あと、コンビニの方が種類が多いので、コンビニの棚の前で。

磯野　ずっと時間がかかるというのは。

澤　何回も見て、で、カロリーが書いてあると、何回も見ては戻して見て。で、一周してきてはどうしよう、みたいな。

磯野　うんうん。カロリーを一番見る感じですか。

澤　カロリーと大きさのバランス。それが自分の中で、このバランスならっていうのがなかなか難しいんですけど、ある程度大きければカロリーが高くても大丈夫かなって思えるんですけど、こんなに小さくてカロリーが高いと駄目、とか。微妙な。うん。

磯野　もし覚えられていたらなんですけど、自分の中で、この菓子パンなら満足だったというのはありますか。

澤　菓子パンというのも夜しか駄目だったんですよ。朝も、昼もそれは食べれないんですよ。その夜のその時間だけなら、ボリュームのある菓子パンは食べれたんですけど。逆に昼とかは、ちょっとパン食べるのは、コチコチのハード系のパンとスープとか。夜はもうそこだけは自分を解放するみたいな感じだったので、ボリュームのあるパンを食べれたんですけど。例えば、山崎のコッペパンで、マーガリンとジャムとか、マーガリンと蜂蜜、マーガリンとあんこって種類くらいあったと思うんですけど、マーガリンみたいなものって、許されないものなんですけど、その菓子パンは。こってりしたのも、その時間ならOKだったので、なるべく日ごろ、昼間食べれないような油っぽいものとかが入っているパンですね。一番はまっていたのはそれかなあ。今忘れつつありますけど。

夕飯の時間になると、澤はまず鍋たっぷりの野菜スープを一時間ほどかかって食べ、その後メインディッシュの菓子パンに移った。また澤は、焼いたパンのぱりぱりした部分が香ばしくて好きだったため、必ず菓子パンを焼き、柔らかいところを食べてから最後に周りの部分を食べた。そのパンと、最後のデザートを食べるのにもやはり一時間近くかかったが、澤にとってこの時間は一日のうちで一番幸せで心の底からくつろげる時間であり、それがあるから一日一日を乗り切ることができていたという。

しかし澤が続けたこの夕食は、夫との同居により終わりを告げた。そして同居を機に澤の体重は減少の一途をたどり、体重は人生で最低の二八キロにまで落ち込んでしまう。還元主義にしたがえば、この体重の減少は、同居によるストレスの増加が原因とみなされるだろう。しかしその解釈を、彼女が唯一自らを解放することができていた菓子パンに捧ぐ夕飯が彼女の生活から消えたゆえであると捉えることは、行き過ぎた解釈であろうか。

終章——食の本質　私たちが食べるわけ

本書は、思春期という人生の早い段階で、拒食や過食に陥った六名の女性の生き方と食のあり方を記述する作業を通じ、なぜ彼女たちがふつうに食べられなくなったかを解釈する試みである。
さて、これまでの記述から、ふつうに食べられない状態について、私たちは何を語ることができるだろうか。

私はこれまでの記述を踏まえ、ふつうに食べられない状態に対して次の解釈を提示したい。

ふつうに食べられない状態とは、食のハビトゥスが身体から流出し、食の準拠点が日常の時空間の外側に移動した結果、食を通じて他者とかかわりを生み出し維持する力、言い換えると人と人との間に意味を生み出し、維持する力が失われた状態である。

この解釈により私が意味しようとすることを明らかにするためには、これまでの記述と解釈に加え、私たちがふつうに食べることのできる理由と、それによって何が可能になっているかを示さねばならない。ハビトゥス、食の準拠点といった用語についてはその中で説明してゆくこととする。

1　なぜふつうに食べられるのか

還元主義に基づく医療モデルは、心あるいは身体に存在する問題が解消されれば、症状としての拒食や過食は解消されると措定する。つまり還元主義は身体と心が正常であれば、人間はふつうに食べることができると措定しているのである。しかし私たちがふつうに食べられるのは、そのための機能が生まれながらに身体に備わっているからなのだろうか。生まれたばかりの赤ん坊がふつうに食べられるようになっていくのは、身体に埋め込まれた食の本能が徐々に開花してゆくからなのだろうか。

食の文化人類学のパイオニアであるオードリー・リチャーズは、どこにも異常がなければふつうに食べられるという還元主義の前提に、真っ向から対立する見解を残している。なぜならリチャーズは、食を人間の本能と仮定するのであれば、それを生まれたての赤ん坊が乳を吸う行為に限定するか、食に関わることすべてを本能としなければならないと主張しているからである。[1]食と性は人間の本能としてまずあげられる代表的な行動であろう。したがって、そのうちのひとつをほぼ否定するかのようなリチャーズの仮説はかなり大胆と言えるが、私たちがふつうに食べられるまでのプロセスを検討すると、リチャーズの仮説はあながち的外れではないことが見えてくる。

慣習行動としての食

食は慣習行動のひとつである。

慣習行動とは、何をどうしたらよいか、いちいち考えなくともなめらかにそれができる行動のことを指し、食の他にも、歯磨きや電車の乗車など、私たちの日常は慣習行動であふれている。慣習行動は私たちにとってあまりにも簡単であるゆえ、なぜそれができるかなど考えることはまずないが、少し立ち止まり、なぜ私たちがこれらを当たり前に行えるかを検討すると、それには込み入った議論が必要となってくる。

まず慣習行動は、膨大な知識に支えられている。たとえば電車に乗る場合、路線、運賃、時刻表についての知識だけでなく、電車とは公共の乗り物であること、それに乗れば目的地の近くまで連れて行ってくれることを知らなければならない。またそれだけでなく、時間によっては大変混み合っており、見知らぬ人と身体が触れ合うこともあるということも、電車に乗るための前提知識である。このような前提は際限なく続けることができ、椅子は空洞ではないので座っても破裂することはないとか、電車のドアが目にも止まらぬ速さで閉まり、身体が挟まれることはないとかいった情報も、電車に乗る上で必要な前提知識となる。

このようなことをいちいちあげるのは大変馬鹿らしいことのように思えるが、上述した前提のうち一つでも自明のこととして捉えられなくなったら、たとえば「電車の扉が高速で閉まり、身体が挟まれて死ぬかもしれない」と考えたら、電車の乗車は慣習行動として成立しない。アメリカの哲学者であるジョン・サールは、慣習行動の成立に必要となるこのような知識の一群を「背景」（The Background）と名付けた。[2] 背景は、ふだんは意識の彼岸にあるため、その行為に際して逐一思い返されることはないが、背景がなければ、その行為は慣習行動として成立しない。慣習行動を支える背景は、地中に埋められた家の土台のように、私たちのありふれた日常を支えているのである。

食の背景とその状況依存性

それでは私たちの食にはどのような背景が存在するだろうか。

まず私たちは、目の前にあるものを脈絡もなく口に入れるわけではない。食べるためにはまず、自分にとって何が食べ物かを見分ける必要がある。

しかし私たちは生まれたときから何が食べ物で、何がそうでないかを知っているわけではなく、この区分は他者から繰り返し教えられることでやっと身につく。海外旅行に行くと何を食べたらよいかわからなくなるのは、食べ物の選択についての本能が働かなくなったからではなく、食べ物の選択に関する自らの背景と、渡航先の人々のそれがずれているからである。

さらに仮に食べ物の区分に関する知識を持っていたとしても、その入手方法を知らなければ食べることはできない。私たちはスーパーでの食べ物の購入や、レストランでの注文方法など、食べ物の入手に関する細かな知識を獲得しているからこそ食べることができるのであり、それを知らなければ食べるという場にすらたどり着くことができないであろう。

加えて、食を慣習行動として成立させるためには、食べ物の加工・保存についての知識も必要である。食べ物や食材を一瞥すると、それをどうやって保存あるいは変換するべきかを思いつくことができるが、これは私たちが食べ物の加工・変換についての背景を学習しているからであり、これらの知識が生まれながらに備わっていたからではない。レトルトカレーの封を開け、その中身を熱湯の中に流し込むことはレトルトカレーの食べ方として誤りであるが、私たちがそうできるのは、レトルトカレーをいかに変換したらよいかを知っているからである。

しかし食べ物の選択、入手、加工・保存に関する知識をすべて完璧に備えていたとしてもふつうに食べるにはまだ遠い。食べ方についての背景も獲得していなければ、ふつうに食べることはできないからである。たとえば誰も味噌汁をビーカーに入れようとは思わないだろうし、カレーをフォークですくって食べようとは思わないであろう。しかし私たちがなぜそのように味噌汁やカレーを食べないのかというと、それは私たちがこれら料理についての適切な食べ方を背景として身につけているからである。

食べ方についての規則は複雑で、ご飯には茶碗と箸、パスタにはフォークとスプーンというように、それぞれの料理にはそれに相応する道具があり、味噌汁はお椀を持ち上げて口をつけて吸い込む、パスタは数本のパスタをフォークに絡め、スプーンをその下部に寄せて落ちないようにして食べるというように、それぞれの料理にもそれに対応した食べ方がある。料理と道具の組み合わせ、料理と食べ方の組み合わせを逐一あげれば大変な量になることは想像にたやすいが、私たちはこれらすべてを背景として獲得しているからこそ、ふつうに食べることができるのであり、もしそれがなければ私たちは食べ物を目の前に戸惑ってしまい、ふつうに食べることができなくなる。[*1]

ここまでの議論で、私たちの何気ない食が実は膨大な知識に支えられていることは明らかであるが、慣習行動としての食をこれで説明し尽したわけではない。なぜなら食の背景は状況依存性が高く、状況に応じて変化する食の背景に対応できなければ、ふつうに食べることはできないからである。

たとえば私たちはレストランに行くと、たいていの場合椅子に座って食事をとる。そこに椅子とテーブルがあるのに床に座って食事をとろうとしたら、それはおかしなことであろう。しかしこれがピクニックであれば話は変わる。近くにベンチがあっても、芝生の上に座って食事をとることは別におかしなことではない。同様に、ふだんの食事でご飯一升を食べればそれはおかしなことであるが、そこが大食い大会であれば話は別で、むしろそれは賞賛される行為となる。食事は椅子に座ってとることが適当であるとか、ご飯一杯が適量であるとかいったきまりは絶対的ではなく、文脈に応じて変化する相対的なものである。つまり私たちは、状況に応じて変化する食の背景を一瞬で読み取り、それに応じた食べ方を即興的に選択しているからこそ、ふつうに食べることができるのであり、逆にそれができなければふつうに食べることはできないのである。

ふつうに食べられるまでのプロセス

ふつうに食べるにはかくも複雑で高度な技術が必要とされるにもかかわらず、なぜ多くの人にとって食べることはありふれた日常なのだろう。なにかを食べようとするたびに、それに際して必要な知識をいちいち思い出しながら食べていたら、ふつうに食べることなどとてもできない。もしそうであれば私たちの生活は食べることで埋め尽くされ、それ以外のことなどできなくなってしまうだろう。

食を支える知識を意識の中心に登らせることなく、背景として意識の彼岸で働かせ続けるためには、食の背景を深く身体に溶け込ませている必要がある。知っていることと、実際に行えることが異なるように、背景を身体に溶け込ませるためには、本を読んだり、誰かの食べ方を観察したりするだけでは不十分である。生まれたばかりの赤ん坊が、生まれ落ちた社会に共有されるルールを当たり前のこととして受け入れ、実践していくのと同じように、ふつうに食べるためにはその社会における食のあり方を当たり前のこととして一度受け入れ、それを反復実践することで身につけなければならない〔4〕。

たとえば、私たちは箸渡しをしてはいけないこと、箸を使って食器を自分の近くに寄せてはいけないことを知っている。しかし私たちはこのような箸使いの前提を生まれたときから身体化していたわけではない。これらの前提は他者から教えられ、他者を模倣し、長い年月をかけて何度も何度も繰り返すことによって初めて身に付く技術である。正しい箸の使い方を習得するまでには使い方を間違えて他人に注意をされ、気まずい思いをしたり、わずらわしさを感じたりすることもあっただろう。人によっては使い方を間違えて、顔から火が出るような恥ずかしい思いをする場合もあったかもしれない。ところがいったん箸使いにおけるこれらの前提が身体化され意識の彼岸に遠のくと、私たちはそのような反復や失敗の歴史を忘れ、生まれたときからそれができていたような感覚を抱いてしまう。しかしその感覚こそが慣習行動を支える背景が身体化された証なのである。〔4〕〔5〕

社会学者のピエール・ブルデューはこのように背景が身体化された状態をハビトゥスと名付けた。〔4〕私たちがふつうに食べられるのは、自らの住まう社会が規定する食の背景を長い時間の学習と実践の中でハビトゥスとしたからであって、私たちの身体に埋め込まれた、ふつうに食べるための本能が開花したからではない。心と身体が正常であればふつうに食べられるとする還元主義は、私たちの食をあまりにも単純化しすぎているのである。

ふつうの食による紐帯の創造

しかしながら、食を支える背景はいっけんどうでも良いような前提で満ち溢れている。たとえば「なぜ味噌汁をストローで飲んではならないのか」という問いに対する合理的な答えは何か。「やけどをするから」、「具を丸飲みしてしまうと消化に悪いから」という健康への悪影響を根拠にした答えは「冷まして、具をペースト状にすればよい」という反論を生み、意味を成さない。そもそも味噌汁をストローで飲まないことに合理性など存在しないからである。

しかしいっけん非合理な食の背景を他者と共有しそれをハビトゥスとすることで、私たちは生きるうえで欠くことできないあるものを手にする。それは他者との紐帯である。

先に述べたように普通の食を支える背景は、生まれながらにインプットされているものではない。これらはすべて他者から教えを受け、他者の模倣をして、初めて身に付くものである。つまり私たちは紐帯がなければ食についての知識を学ぶことはできず、また知識を学ぶからこそ、その行為を通じて紐帯を創造することができる。さらに食に関する知識を身体に溶け込ませ、それをハビトゥスとしたのちは、そのハビトゥスに準じて食が実行される。「同じ釜の飯を食う」とはよくいったもので、同じものを食べ続けることは、すなわち同じハビトゥスを共有することであり、その共有の過程で他者との紐帯が作られ、維持されていくのである。

加えて、たとえ食のハビトゥスが異なっていたとしても、それら人々の間に紐帯を作ろうとする意思があれば食を通じた紐帯は必然的に生まれてくる。なぜならハビトゥスが異なることを認識しつつ、それを尊重しながら食を共にしようとすれば、お互いの交渉から新たな食の背景が生み出され、その交渉と背景の創造過程の中で、新たな紐帯が育まれていくからである。

食は栄養摂取と同義ではない。栄養摂取は一人でもできるが、食べることによる紐帯を一人で作り出すことはできない。いっけん非合理で、何の必然性もないような食にかかわる膨大な知識の数々は、人間が生きるうえで欠くことのできないつながりを作り出しているのである。このように考えると、ふつうに食べられなくなることの結末を想像するのはたやすい。その結末とは、食を土台に他者とのつながりを生み出し維持する力の喪失、すなわちその個人の社会的な孤立である。

2　なぜふつうに食べられないのか

食の準拠点の移動

本書がこれまで記述してきた六名の女性の経験をみると、自らの食の軸足、本書でいうところの「食の準拠点」が日常生活の外部に移動していることがわかる。その移動先は一つ目は自然科学の時空間、二つ目は専門的言説の時空間である。

準拠点の移動①　日常の時空間→自然科学の時空間

私たちがふつうに食べられるのは食のハビトゥスのおかげである。ハビトゥスは日常生活の積み重ねで獲得されるため、食のハビトゥスに準じて食べるということは、日常生活の中に食の準拠点をおいて食べるということに他ならない。日常生活の中で学んだきまりを日常生活の中で稼働させるからこそ、ふつうに食べることができるのである。

しかしやせようとする場合、いままでのハビトゥスに沿っていてはやせることはできず、したがってハビトゥスを変容させる必然性が生じてくる。

ここで新たに立ち現われる準拠点が体重やカロリーといった数値化のための尺度である。これら自然科学の準拠点は、ハビトゥスとは一線を画する準拠点であることに注意したい。体重やカロリーといった指標は、測定の仕方さえわかっていれば、どこに行っても通用する尺度である一方、ハビトゥスは日常生活の時空間においてしか機能しない。たとえば欧米にいればナイフとフォークの使い方についてのハビトゥスを身につけていればよいが、日本に来たらそれだけでは足りず、箸使いのハビトゥスを身につけている必要がある。つまり自然科学の時空間に存在する尺度はハビトゥスに比べると普遍性がはるかに高い。

しかし自然科学の時空間に準拠点を置いて食べ始めると、その代償として食に伴う体験が抑圧されてゆく。なぜなら食のハビトゥスに準拠しながら食べるということは、日常の時空間の文脈を瞬時に体感し、感覚的に食べ方を調整することである一方、自然科学の時空間に食を準拠させるということは、そのような感覚の一切を排除することだからである。

ハビトゥスに食を準拠させる際の鍵となる、本人の感覚や体験はすこぶる主観的なものであるゆえ、自然科学の時空間で尊ばれる〝客観性〟と親和性を保てない。つまり自然科学の時空間に食の準拠点を移動させた場合、自分は食べ物をどう感じるかという、食べ物との主観的なかかわりを放棄せざるを得ないのである。

そしてその結果、体験の積み重ねによって育まれ、そして維持されてきた食のハビトゥスが身体から流出し、さらにハビトゥスによって構築、維持されていた人と人との紐帯が少しずつ断ち切られていく。たとえば長田は、ダイエットを始めて以来、人前でものを食べることがなくなり、さらに十年以上チューイングを続けたため、人との会食に際し、どのくらい口に入れ、いつ飲んだらよいかがわからなくなっていた。体重とカロリーという尺度に食の準拠点を移動させた結果、食べ方についてのハビトゥスが身体から流出し、その結果ますます人と食べることができなくなるという悪循環にはまり込んだのである。

田辺、澤、結城、荻原、長田がやせようと思ったきっかけは、いまよりも他者に受容される身体になりたいという思いからであった。日常の時空間で他者から受けた身体への中傷や指摘がダイエットに五人を駆り立てたのである。しかしその試みを徹底させた結果、彼女たちは食のハビトゥスを失い、ふつうに食べることができなくなってしまった。日常の時空間でいまよりも心地よくいきたいという想いがその時空間から自らを排除し、さらなる孤独を生みだしたのである。

準拠点の移動②　ローカルな時空間→専門的言説の時空間

一方、食の準拠点をローカルな時空間から専門的言説の時空間に移動させたのが武藤である。自らの拒食の原因が親にあるらしいことを医師とのかかわり、親の態度、さらには専門家の著書を通じて早いころから感じとっていた武藤にとって、拒食や過食の原因を親に求める家族モデルは、あたかも彼女の行動指針であるかのようになった。

ところがこの家族モデルは、それまでの武藤の人生とは全くかかわりのない専門家によって考案されたものである。家族モデルの元を作った精神科医のブルックや下坂、嗜癖に基づく議論を展開した斎藤も信田も武藤の知り合いではない。つまり家族モデルは武藤が過ごすローカルな時空間ではなく、武藤とは全くかかわりのない専門的言説の時空間で作られている。しかしその時空間で作られた学説は、医師や専門書といった、専門家の言説空間と親和性の高い人とモノを通して武藤自身に浸透し、結果武藤は、それまでに身につけた食のハビトゥスではなく、専門家が編み出した学説に準拠した食べ方をするようになった。*2

その結果武藤も、自然科学の時空間に食の準拠点を移動させた人々と同様に自身の孤立を深めたが、前者と決定的に異なるのは、武藤と同様に家族モデルを受け入れた医師や親といった人々とのつながりはむしろ濃厚になり、その他の人々とのつながりが希薄になったという点である。つまり第11章で述べたように、家族モデルに参与した人々の中では救済を得られるのだが、その救済はその人々の内部に閉じられてしまうため、その外側にいる人々との乖離はむしろ進んだのである。

一方澤も家族モデルを内面化したが、澤の場合は、ひどい拒食から抜け出し、ある程度日常生活が送れるようになってから家族モデルについての理解を深めた。また澤の内面化は実家を出てからであったため、食ではなく自らの過去を語るための準拠点を家族モデルの内部においた例といえるだろう。

ふつうに食べられない人たちの硬直化した食と人生の意味

文化人類学者のクリフォード・ギアツ〔7〕は、人間は自らが生み出した意味の網の目の中で生きる動物である、という著名な一節を残している。

人はありとあらゆるものに意味をつける。私たち一人一人が持つ名前も、モノにつける名前の意味付けの一つであるし、目の前にあるケーキを三〇〇キロカロリーととらえることも、誕生日ケーキととらえることも意味づけの一つの方法である。同様に、自分がふつうに食べられなくなったことを両親の育て方のせいととらえることも意味づけの一つのあり方といえる。

犬や猫といった固有名詞のように意味がほぼ普遍化しているものもあるが、私たちが自由に意味を創造できるものも多く存在する。たとえば出された食べ物を、糖分と油分の多い、決して口にしてはならないものと意味づけることもできるし、誰かが自分のために作ってくれた心のこもったものと意味づけることもできる。人生は無駄であるという意味づけをすることもできれば、人生に無駄なことはひとつもないという意味づけをすることもできる。意味が固定されてなかなか変えにくいものも存在するが、一方で意味を自由に想像できるものも多く存在する。

食べ物や人生の意味は後者に属するといってよいだろう。ある地域では食べ物とされないものが違う地域に行けば食べ物とみなされていたり、人生は神に捧げるためにあると考えている人もいれば、自分の人生は輪廻転生の循環の中の一幕であると考えている人がいたりと、食と人生の意味付けのあり方は多種多様である。

食べ物や人生の意味は固定されておらず、また絶対的ではないからこそ、私たちはそれらに異なる意味づけをする他者と意味を提供しあい交渉をしあって、食べ物や人生の意味を改変したり、これまでとは異なる新たな意味を見出したりすることができる。そしてその意味を生み出す作業こそが、新たな人々とのつながりを作り出し、それを維持する（時には破壊する）ことに寄与しているのである。

しかしここまで紹介した女性たちの語りを見ると、食べ物と人生の意味が硬直化し、流動性を失っていることがわかる。食べ物や人生に自ら意味を見出すことをやめ、他人の作った意味にただ従属していることがわかる。

カロリーや栄養素、家族モデルといった食べ物や拒食・過食に対する意味づけは、自分の人生とは直接かかわりのない人々が作り出した、食べ物や生き方に対しての意味づけの一つのあり方に過ぎない。しかしふつうに食べられない人々は、やせようと思った過程でこれまで自分が食べ物に与えてきた意味づけを進んで放棄し、そのような人々が作り出した意味づけに従って食べ方や生き方を調整するようになる。たとえば炭水化物が太りやすいと知れば、どのような状況であっても炭水化物を食べることは許せない。食べ物を炭水化物の塊と意味づけるか、誰かが自分のために作ってくれたものと意味づけるかは任意であるが、自然科学の時空間、あるいは専門家の言説空間に食の準拠点が移動している場合、自分なりに目の前の食べ物を意味づけることができなくなり、炭水化物という意味がそれ以外の考え得る意味をどんな時でも凌駕してしまうのである。

自分ではないほかの誰かが作り出した意味を受け取り、それに従って生きることばかりが人間の姿ではない。自らの人生の軌跡の中から意味を紡ぎだし、それを他者の作った意味とぶつけ合い、混ぜ合わせながら意味を作り出して生きることも人間の姿である。しかしふつうに食べられない人たちから後者の人間を見出すことは困難である。食のハビトゥスを捨てるということは、自らの人生の軌跡の中で作り出してきた食べ物や生き方に関わる意味づけを放棄し、他人の作り出した意味に従属して生きることと同じなのである。

3 還元主義の盲点

これまでの議論により、還元主義に基づく医療モデルの二つの盲点が明らかになる。

盲点の一つ目は、還元主義そのものが自然科学の時空間と専門家の言説空間により構成されているという点である。したがって還元主義では、食の準拠点がローカルな時空間の外側に移動していたとしても、自然科学的により正しい考え方、あるいは専門的により正しい見方の提示はできるが、その準拠点をローカルな時空間の内側に戻してやることはできない。なぜなら還元主義そのものが自然科学的な見方、専門的な見方を高く評価する一方、体験やハビトゥスのようないわゆる主観とされるものを排除するモデルだからである。*3

そして二つ目の盲点は、心と身体がともに正常であればふつうに食べることができると還元主義が措定している点である。ここまで明らかにしてきたように、私たちがふつうに食べられるのは大勢の人とのかかわりの中でどのように食べればよいかを学び、それを身につけてきたからであって、心と身体が専門家の目からみて正常であったからではない。心と身体が正常であればふつうに食べられることを措定する還元主義は、個人の中に異常を見つけることに力を注ぐため、食べることが人と人とのかかわりの中で行われる事実にしっかりと目を向けることができない。

このことを踏まえると、ダイエットをする人全員が摂食障害になるわけではないから、個人的素因に目を向けねばならないという第2部の冒頭で紹介した考えは、人間の食を捉えるうえであまりにナイーブなモデルであるということができるだろう。食べることが人と人とのかかわりの中で成立していることを重く見るのであれば、やせていることが美しさの大前提となる社会、結婚を考え始める時期の女性にやせ過ぎが顕著に増える社会が、どのように個々人の食に影響を与えるのか、注意深くみてゆく必要があるであろう。社会とはかかわりの大集合であり、その大集合のあり方は、個々のかかわりのあり方に何らかの形で必ず影響を与えているからである。社会というかかわりの大集合とその大集合をまとめる文化という規範は、個々人のあり方に多様な形で浸透している。つまり社会・文化的背景を個人がまとうマントのようなものとみなし、それをはぎ取ったところにあるとされる「純粋な個人」（とその家族）に目を向け、そこを修正しようとするモデルは、人の食の内実を見損なうのである。

4　食の本質

私たちは生きるために食べると人は言う。しかし生きるとはどういうことだろう。どうやって食べたら、生きるために食べていると言えるのだろう。

私たちの社会はいま、身体を適切な状態にするための情報に満ち溢れている。ＢＭＩを用いた適正体重の算出法、メタボリックシンドロームを防ぐための食事の仕方、動脈硬化を防ぐための塩分量、健康な赤ん坊を産むための適正体重など、日々私たちが目にするこれらの情報は、自然科学および専門家の時空間の中で作られた知識に基づいている。私たちは食べ物と身体を計り取り、それをもって身体を適切な形で維持することを日々要請されているのである。そしてダイエットはそのような身体や食べ物の捉え方を知るための契機となる。感覚的に食べるのではなく、専門家の意見を取り入れつつ、カロリーと栄養素によって自分の身体をコントロールすること、これはまさに私たちの社会で求められている身体や食事へのアプローチである。ダイエットはその気軽な響きの中に、概念優位・体験否定型の世界観を内包し、私たちを自然科学および専門家的言説の時空間にいざなってゆく。

さらに最近は、私たちの心も自然科学と専門的言説の時空間に回収されるようになった。

余計なストレスを抱えていませんか。落ち込みが何十日も続いていませんか。一人で悩まずにまずは専門家に相談を。

このようにして、食と身体だけでなく私たちの心も自然科学の尺度と専門家の言説によってますます評価されるようになっている。

しかしここで、もともとの問いに立ち返ってみよう。自然科学と専門的言説の時空間に食を準拠させたら、私たちは生きるために食べていると言えるのだろうか。私たちは科学的に正しい食べ方をし、専門家の目から見て適切な心身をつくるために生きているのだろうか。

生きることと、適切な食・正常な心身の間には乖離がある。生きることの本質は、数値化可能な個体の性質ではなく、人と人のつながりの中にしか現れえないからだ。適切な食と正常な心身があって初めて人と人とのかかわりが現れるのではない。まずあるのは人と人とのかかわりであり、適切な食、正常な心身といった概念はそのかかわりを作り、維持する際に参照されうる一つの知識でしかない。しかし強大化する自然科学と専門的言説の時空間はその順序をしばしば転倒させ、どんなかかわりがあるかよりも、正常であるか否かに私たちの目を向けさせてしまうことがあるようだ。

ふつうに食べられない人たちの世界観は、還元主義だけではなく現代で推奨されている心身および食べ方の評価法とも相似形である。ふつうに食べられない人たちは、自然科学あるいは専門的言説の時空間に食の準拠点を移動させ、その結果それまでの食を失い、さらには人と人とのかかわりまでも失っていった。現代社会で推奨される食べ方と相似形の世界観を持つ彼女たちの半生は、人にとって生きること、食べることはいかなることかという深遠なる問いの答えを、写し鏡の形で提示しているのではないだろうか。

人はかかわりの中でしか生きていけない。だからこそ私たちはかかわりを作り、かかわりの中で生きるために食べる。食べることの本質は科学的な数値の中にも、専門家の著書の中にも存在しない。食べることの本質は人と人との具体的なつながりの中に存在するのである。

おわりに

食べ物と他者はよく似ている。なぜならそれらはふたつとも、人間にとって怖いからである。食べることも、他者と交わることも、自らの境界の内部に外部を招き入れること、つまりそうすることで自らの内部に何らかの「ゆらぎ」を生じさせる点で同じである。そのゆらぎは自らにとって心地よいこともあるが、一方それは凶器となり、自らをひどく傷つけることもある。どちらに転ぶかわからないからこそ、食べ物と他者は、自己と外界の区別ができる人間にとって本質的に怖い。

私たちが見知らぬ人と交わる時、いつも以上に応対に気を遣ったり身を整えたりするのは、見たこともないものを食べる時、おそるおそる口に運んだり知っている人に食べ方を聞いたりするのは、他者と食べ物に宿る怖さから、少しでも身を守りたいからである。そのような怖さがふだんの生活において前景化することがないのは、他者との交流や食にかかわるささいなあたり前の数々がその怖さをぐるぐる巻きにし、知らないところで私たちを守ってくれているからであり、食べ物と他者が本質的に安心できるものだからではない。

しかし本書で紹介したふつうに食べられなくなった女性たちは、やせようとする過程で、食にかかわるあたり前の数々を一枚一枚はぎ取り、食べ物に宿る怖さにじかにふれてしまう。彼女たちは目の前の食べ物の栄養素とカロリー、そして体重測定によってその怖さに抗おうとするが、その試みが怖さを消すことはない。なぜならその試みは、他人とうまくかかわれないと感じる人が、それを克服する方法として、これから会う人の体重と体脂肪率を知ろうとするような、とんちんかんなものだからである。彼女たちが怖いのは、気づかぬところで彼女たちを優しく、そして穏やかに守ってくれていた、食についてのあたり前の数々を自ら捨て去ったからであり、食べ物と身体についての理解が専門家からみて誤っているからではない。彼女たちが犠牲にした一見とるに足らない当たり前のそれぞれは、日々の暮らしの中で心地よく食べ、食を通じてつながりを作り出すための知に浸されていたのである。

＊

昨今の摂食障害の専門家、自助グループや親の会に関わる人々は、摂食障害が特別な病気ではないことを盛んに主張する。しかし一方で彼らは、摂食障害について「正しい知識」を持つことの重要性も声高に叫ぶのである。摂食障害が特別な病気でないのなら、なぜ正しい知識が必要なのだろう。一方で特別扱いしないことを求め、一方で当事者を理解するための正しい知識、すなわち特別な視点の獲得を叫ぶことは矛盾していないだろうか。

私は、彼らの主張の眼目は、摂食障害と診断された人々を、そうでない人たちと地続きの地平でみることだと理解している。しかし先に述べたように、このような人々の主張は、一方で特別視しないことを要求し、一方で特別視することを要求する、ある種の二枚舌外交に陥ることは避けられない。もしうまく食べられなくなった人たちを、そうでない人たちと地続きの地平でみなすのであれば、正常／異常という境界を必然的に作り出す、「摂食障害」という名称を意識的に取り外すことも必要であろう。

本書が採用した、うまく食べられない人たちの生き方から、人間全般にとっての食の本質を探究するという視座は、摂食障害の当事者を「偏見に満ちた目で見ないでほしい」という支援者の主張とも、遠く通じると信じている。

*

結城理央さんは読書と音楽が好きな、文才溢れる女性であった。彼女がつむぐ言葉がとても美しかったため、第1章では彼女の文章をそのまま掲載した。

長田奈々さんは気づかいの女性である。インタビューの日は時間の少し前に必ず到着し、本を借りた際は必ずきれいな袋に入れて返すというようなさりげない心遣いが光る、私より少し年上の女性であった。

荻原由佳さんは人を喜ばせるのが大好きな頑張り屋の女性であった。その性格が彼女自身を追い詰めたこともあるのだろうが、一方でそれは、彼女のかけがえのなさとも背中合わせであることを彼女とのかかわりを通じて私は確信した。

田辺敬子さんに出会った時、彼女は家に引きこもり、自分の人生はもう終わりだと泣いていた。しかしそれから八年後のいま、彼女は自らが作り出したつながりを使って海外で職を得た。私は彼女のこれまでの軌跡に感嘆の念を禁じ得ない。

澤拓美さんは誠実で真面目な女性であり、インタビューの際は、私の質問にいつも正確かつ的確に答えようとしてくださっていた。彼女は食に問題を抱えながらも、どこにいってもよい友人には恵まれたと話していたが、彼女のそのような性格が人を引き寄せたことはいうまでもないだろう。

武藤さゆりさんは、繊細さと強さを併せ持つ女性であった。人との関係に疲れ拒食に陥ってしまう面がある一方、悪天候の中でも長靴を履いて軽トラックに乗り、山道をどんどん運転してしまうようなたくましさを持っていた。彼女が始めた店は、そんな彼女の二面性がうまく発揮された温かい店舗となっている。

私が出会った六名の女性たちはそんな魅力を持った、それぞれ異なるふつうの人間であり、その彼女たちを「摂食障害」とか「患者」とかいった言葉でひとくくりにすることで、私はむしろ多くのことが「わからなくなる」のではないかと思う。

私との長きにわたるインタビューに快く応じてくださったみなさんに心からのお礼を申しあげたい。

＊

本書は私がこれまでの人生で出会った数多くの大切な人々により支えられている。文化人類学に専攻を変えるか悩んでいた際、「楽しくないのは何かが間違っている」と真剣に熱く語ってくださった中村好男先生、「文化人類学は僕がやってみたいと思っていた学問だ！」と背中を押してくださった中村千秋先生、「論文がわくわくする読み物になる可能性に夢をかけてもいい」と教えてくださった塩田勉先生。熱意以外に何も伝わらないような英語しか話せない私を、温かく迎えてくださったナンシー・ロゼンバーガー先生、調査ができずあわや帰国の危機にさらされていた私をシンガポールで拾ってくださったリー・リアン先生。年度の途中であったにもかかわらず、ゼミ生として快く迎え入れてくださった西村正雄先生、そして、患者という視点を取り外すことの重要性を繰り返し説いてくださった波平恵美子先生に深い感謝の意を表したい。

また執筆途中に何度も立ち止まった私を、笑いと優しさで励まし続けてくれた、安部芳絵さん、間瀬幸江さん、藤野裕子さん、可知悠子さん、そしてそれに加え、最終校正段階で、細かい作業が苦手な私の弱点を、丁寧に補ってくれた引地唯さんに心からのお礼を申し上げたい。さらに本書を世に出すために奔走してくださった春秋社編集部の賀内麻由子さん、そして豊かな見識に基づく的確なアドバイスで、本書の仕上げを支えてくださった同編集部の高梨公明さんにも、深くお礼を申し上げる。本書が刊行されることになったのは、ひとえにお二人のおかげである。

最後に「どうしようもなくなっても帰ってくるところはある」、「あなたは絶対に大丈夫」と、いつどんな時でも私の安全地帯であり続けてくれた家族が、私のこれまでの歩みを支えてくれていた。いつどんなときでも温かく見守ってくれてほんとうにありがとう。

二〇一四年一二月七日

著者

〈プロフィール〉

磯野真穂（いその　まほ）

1999年、早稲田大学人間科学部スポーツ科学科卒業。オレゴン州立大学応用人類学修士課程修了後、早稲田大学文学研究科博士後期課程修了。博士（文学）。

現在、国際医療福祉大学大学院准教授。専門は文化人類学、医療人類学。

著書に『医療者が語る答えなき世界――いのちの守り人の人類学』（ちくま新書）、『ダイエット幻想――やせること、愛されること』（ちくまプリマー新書）、宮野真生子との共著に『急に具合が悪くなる』（晶文社）他がある。

2016年、立命館大学生存学研究センター生存学奨励賞、2017年、多文化間精神医学会 若手奨励賞受賞。


なぜふつうに食べられないのか　拒食と過食の文化人類学

2015年1月20日　初版第1刷発行
2020年3月30日　　　第5刷発行

著　　者　磯野真穂
発 行 者　神田　明
発 行 所　株式会社　春秋社
〒101-0021　東京都千代田区外神田2-18-6
電話　(03) 3255-9611（営業）
(03) 3255-9614（編集）
振替　00180-6-24861
https://www.shunjusha.co.jp/
装　　丁　伊藤滋章
印 刷 所　信毎書籍印刷株式会社
製 本 所　ナショナル製本協同組合

ISBN 978-4-393-33336-5　定価はカバー等に表示してあります

注

参考文献

注

▪序　章

＊1　検索ワードはPubmedがeating disorders、Ciniiは摂食障害とした。検索日は2014年9月24日である。

＊2　本稿は早稲田大学に提出した博士論文を全面的に加筆・修正したものである。

▪第4章

＊1　母親は娘に対して毅然とした態度を取れなかった自分にも田辺の過食の原因があるとのちに私に明かしてくれた。

＊2　母親はこの頃のことを振り返り、なかなか過食嘔吐をやめられない田辺への対応にももちろん心を砕いたが、それ以上に難しかったのが、過食嘔吐をしている音を聞いたり、買っておいた菓子を全部食べられてしまったりする兄弟への対応だったと話す。「怪我をしていればどこが痛いのかはわかるが、心の傷はどこが痛いのかわからない」と述べ、突然外出し、食べ物が一杯入ったスーパーの袋を持ち帰り、過食嘔吐をする田辺に理解を示すのは、年齢の近い兄弟にとってはとても難しいことであっただろうと彼女は振り返った。

▪第5章

＊1　しかし美馬も指摘するようにその実態は医学の監視の目の内面化である。

＊2　『危険社会』の著者ウーリッヒ・ベック（1988）〔8〕は、天災や病気といった人間社会の外側からやってくる危険ではなく、人間が作り出した科学技術が結果として人間には予測不可能でコントロール不能なような災害を生む現代社会を「リスク社会」と呼んだ。

＊3　やせ過ぎの女性は40代で11.1％、50代では8.6％であり、一方男性のやせは20代で7.2％、30歳で4.1％であり、40代で3.8％である。〔14〕

＊4　『第14回出生動向基本調査』〔15〕では、独身女性の平均希望結婚年齢は20代前半で26.6歳、20代後半で29.8歳、30歳前半で34.3歳となり、全体の平均は28.4歳という結果が出ている。

＊5　2011年1月～2012年12月31日の期間に、DODA転職支援サービスに登録されたホワイトカラー系職種の男女（21～59歳）を対象にした調査である。有効回答数は約100,000件との記載がある。

＊6　たとえば子供を産むことでしか女性が社会的地位を確立しえない社会においては、太った身体は母性や愛情と結び付けられてもてはやされ、結果女性の肥満は許容されやすくなる。〔5〕

＊7　社会学者が拒食や過食の女性に行ったインタビューでは、拒食や過食の当事者が「働くこと」対「母であること」、「自立していること」対「頼りないこと」、「中身が大事」対「外見が大事」といった女性の矛盾した価値基準に挟まれ難しさを感じる様子が描かれている。[18,19]

＊8　日本摂食障害学会ホームページ（http://www.jsed.org/list.html）より［2014／08／13閲覧］

＊9　この言葉は会場で配布された末松氏の発表資料の中にも掲載されていた。

＊10　この情報はウィキペディア（http://ja.wikipedia.org/wiki/森理世）からのものであるためその信憑性は確かではない。しかし「森理世、体重」で検索をすると、本人のホームページの次にこの情報が表示される。本人のホームページに体重の記載がないことから、この情報を見て閲覧者は彼女の体型を判断するだろうことに着目したい。たとえば長田はファッション雑誌に掲載されるモデルのサイズと自分のサイズを測って比べていた［2014／08／13閲覧］。

▪第2部冒頭＆第6章

＊1　しかしこのように、表れ方が現代の拒食症や過食症と似ているという理由から、これを摂食障害が古来からあったことの証拠とする見方には慎重な意見もある。たとえばWalter VandereyckenとRon Van Deth（1994）[2]はその時々の解釈や時代・文化的背景を無視して現代医学の枠組みを無批判に当てはめる動きには批判的な見解を示している。

＊2　たとえば内科医の鈴木裕也[3]は、「ダイエットをしたから拒食症になったという表面的な解釈からの脱却をはからなければならない」（P.72）と述べている。精神科医の大河原昌夫[4]は「極端なダイエットは病気の原因ではなく、症状である」（P.15）という。同様に内科医の鈴木眞理[5]の著書の患者向けの資料には「ダイエットは原因でない」（P.180）という項目がある。いずれの著者においても個人が抱える心理的な重圧や身体的素因により着目すべきというスタンスである。

＊3　世界で初めての拒食症の症例報告はイギリスの内科医リチャード・モートンによりなされたと言われている。モートンは拒食を心理的なものが誘発する独立した精神疾患としてとらえていた。その後、19世紀の終わりにイギリスの内科医であるガルとフランスの精神科医であるラセグにより再び拒食は独立した精神疾患としてとらえられた。[8〜9]しかしこの三者においてはある理論に基づき拒食の理解を体系化させたわけではないので、本章では本質論のはじめにフロイトとジャネを置いている。

＊4　これは生物・心理・社会モデル（Biopsychosocial model）と呼ばれることもある。

＊5　しかし併発については多くが指摘されているものの、摂食障害と併存する精神疾患が、摂食障害を発症した結果として起こったのか、それとも摂食障害がこれら精神疾患の表現型であるのか、もしくはこれら精神疾患は摂食障害と同じ生理的な原因を共有するのかといった問いについてはっきりとした回答は導かれていない。[36,82]

▪第7章

＊1　摂食障害の自己回答形式質問紙であるEating Disorder Inventory（EDI）には、「自分が空腹かどうか混乱する」とか、「混乱しているときは、自分でも悲しいのか、驚いているのか怒っているのかわからない」といった内部洞察に関する設問がある。これは身体感覚及び感情認識の欠落が摂食障害の特徴と見なされているからであり、このことは「アレキシサイミア」（Alexihymia=失感情症）との関連においてもよく論じられる。アレキシサイミアとは　①感情の認識や言語化能力に乏しく、②想像力・空想力に欠け、③思考パターンが機械的（externally oriented thinking）である人格特性を指す。〔5〕摂食障害患者が①のアレキシサイミア特性を併せ持つことが指摘されている。〔4〜8〕

＊2　この例はライルが文章中で挙げている例をもとにし筆者が作成したものである。

＊3　これはデヴィッド・チャーマーズ〔10〕が科学的な手法では人間の主観的体験にたどり着けないことを示す言葉として「意識のハードプロブレム」と呼んだ事柄と同一である。

▪第9章

＊1　本節についてはメルロ・ポンティの『知覚の現象学1』〔2〕を素地とした。

▪第11章

＊1　「家族モデル」は哲学者のイアン・ハッキング〔28〕がいうループ効果（the looping effects）の典型といえるであろう。ある一群の人々について新たに作られた理論や認識が、その対象となった人々の自己認識と行動を変容させているからである。

▪第13章

＊1　摂食障害における日常と非日常に初めて着目した研究者は文化人類学者の藤山正二郎である。〔5〕藤山は、日本の文化人類学の伝統的な分析概念であるハレとケを用いて、摂食障害を分析した。ハレは日常性から切り離された特別な空間や時間を指し、ケは日常のそれを指す。〔6〕藤山は過食や拒食を儀礼と捉え、菓子は食べるがご飯は拒否する、外食や夜中の飲食を好む、嘔吐をする、他者に食べ物を強要するといった行動がハレの食事に類似していると述べる。なぜなら、ご飯は日常の食卓のシンボルであり、菓子は祭りのときにしか提供されない。また、外食、過食、夜中の飲食は、ハレの食事でもしばしば見られる光景であり、嘔吐も現象だけはハレの食事と類似しているからである。また藤山は、伝統的な食事において、神と人、人と人との間で食事をふるまい、ふるまわれた相手に返礼の義務を負わせることで、共同体としてのつながりが深まっていたことを指摘し、当事者が、他人に食べ物を強要するのは、返礼の義務を負わせて薄くなった人間関係を

回復しようとしているのだろう述べる。過食をハレと結びつける点で、藤山の議論は異彩を放つ。しかし、主張の根拠を文献のみから引き出しているせいか、藤山の分析はかなり乱雑である。たとえば、彼は、ご飯は日常の食卓のシンボルであり、ご飯が避けられ、菓子が食べられる過食は、ハレの食事であるとしている。確かにここでも示したように過食の際に菓子が食べられることは多いが、ご飯ものも食べられており、菓子だけが食べられるわけではない。加えて、ハレの時空間で起こる人間関係や神との関係の深まりは、ここで紹介した女性たちの過食には当てはまらない。また長田の章で示したように他人に食べ物を強要することで人間関係は逆に希薄になっている。さらに、拒食や過食排出行動が、家族内の特定の人物との結びつきを強めたとしても、これは極めて限定的であり、共同体全体の結束が強まる伝統的なハレの食事とは質が異なる。また過食が他者との紐帯を深めるのであれば、過食は他者の面前で行われてもよさそうだが、ここで紹介した女性たちは過食をもっぱらひとりで行っている。

▪終　章

＊1　食べ物の選択、入手といった食の段階については文化人類学者西江雅之〔3〕のものを参照した。

＊2　社会科学者のギデンズは、専門的知識とローカルな時空間の浸透性がきわめて高いことが後期近代社会の特徴であると述べている。

＊3　食の体験に注目する治療法の1つとして「マインドフルな食」がある。マインドフルな食（Eating Mindfully）とは、心理学者のスーザン・アルバース〔8〕によって提唱された食べ方である。「マインドフル」とは「『自分の行動、考え、感情』のすべてに真摯に注意を払い、よく理解する」（xv）ことを指す。マインドフルな食を通じて、身体と心が送る合図に注意深く耳を傾け、敏感に応えることで、失われた食に対するコントロールの感覚を取り戻し、健康的な食事を取れるようになることが、マインドフルな食の目的である。たとえばアルバースはマインドフルな食の例として、ポテトチップスをつまんだときの指先に当たる塩の感じに着目したり、噛んでいるときの音や舌の感覚に着目したりすることで、食べ物を口にする喜びが感じられるようになるとする。つまり食に際して得られる体験に集中することが重要であるため、コンピュータの前での食事や、車を運転しながら食べるといった、ながら食べは避けねばならず、さらには誰かと一緒に食べることも食べ物から注意がそがれるため、できれば避けた方がよい。アルバースによればひどく食べ過ぎたり、逆に食べなかったりしてしまう根本的な原因は、食そのものではなく、食の外側にある。すなわち食がマインドレスになるのは、食のほかに対処する問題があることを意味するため、マインドフルな食ができなくなった場合、食事だけでなく、自分の心や身体全体にマインドフルであろうとすることで、マインドレスな食事を作り出している根本原因を探り当て、その問題を修正しようとする努力が必要となる。このようにマインドフルな食は、還元主義が排除する体験に着目しているが、本書の着眼点はマインドフルな食とは全く異なることを明記しておきたい。本書の着眼点は、食がひとの社会性を培うこと、

食がひととひととの社会的なつながりを生み出すことであり、そこに体験が関与しているということである。仮に、現代社会に住む多くの人が、ながら食べや会食を避けたりし、ポテトチップスの一枚一枚の舌触りに心を砕くようになれば、社会は機能しなくなるであろう。むしろ本書が着目したのは、アルバースのいうマインドレスな食をいくら繰り返しても、多くの人がふつうに食べることができることの不思議さである。

参考文献

▪序　章

1. Bruch, Hilde. *Eating disorders : obesity, anorexia nervosa, and the person within*. New York : Basic Books, 1973.
2. Vandereycken, Watler. "Emergence of Bulimia Nervosa as a Separate diagnostic Entity : Review of the Literature from 1960–1979". *International Journal of Eating Disorders*, 1994 ; 16(2) : 105–116.
3. American Psychiatric Association. *The Fifth Edition of the Diagnostic and Statistical Manual of Mental Disorders (DSM-5)*. Arlington : American Psychiatric Association, 2013.
4. Gordon, Richard A. "Eating Disorders East and West : A Culture-Bound Syndrome Unbound" in *Eating Disorders and Cultures in Transition*. Mervat Nasser, Melanie A. Katzman, and Richard A. Gordon, Eds. East Sussex : Brunner-Routledge, 2001, p.1–16.
5. 井上洋一「摂食障害治療ガイダンス」『摂食障害の最新資料—どのように理解し、どのように治療すべきか』鍋田恭孝（編）東京：金剛出版，2013，p.9–21.
6. 村上春樹『回転木馬のデッド・ヒート』東京：講談社文庫，2004.

▪第５章

1. 蛭川立『彼岸の時間：〈意識〉の人類学』東京：春秋社，2002.
2. Lacan, Jacques. *The Four Fundamental Concepts of Psychoanalysis (Seminar of Jacques Lacan Book11)*. Bruce Fink,trans. New York : W.W. Norton & Co Inc, 1998.
3. Cialdini, Robert.『影響力の武器』社会行動研究会（訳）東京：誠信書房，2001.
4. Lacan, Jacques. *Ecrits-The first complete edition in English*. Bruce Fink,trans. New York, London : W. W. Norton & Company, 2007.
5. Brown, Peter J. and Konner, Melvin. "An Anthropological Perspective on Obesity" in *Understanding and Applying Medical Anthropology*. Peter J. Brown, Ed. Toronto : Mayfield Pulishing Company, 1998, p.401–413.
6. 美馬達哉『リスク化される身体：現代医学と統治のテクノロジー』東京：青土社，2012.
7. Lyotard, Jean-Francois.『ポスト・モダンの条件：知・社会・言語ゲーム』小林康夫（訳）東京：水声社，1986.
8. Beck, Ulrich.『危険社会』東廉（監訳）東京：二期出版，1988.
9. Giddens, Anthony.『モダニティと自己アイデンティティ：後期近代における自己

と社会』秋吉美都，安藤太郎，筒井淳也（訳）東京：ハーベスト社，2005.
10. Baudrillard, Jean.『消費社会の神話と構造』今村仁，塚原史（訳）東京：紀伊国屋書店，1995.
11. Douglas, Mary.『汚穢と禁忌』塚本利明（訳）東京：筑摩書房，2009.
12. 公益財団法人　健康・体力づくり事業財団『健康日本21』，2000.［http://www.kenkounippon21.gr.jp/index.html］（Access Date：2014/06/18）
13. 公益財団法人　健康・体力づくり事業財団「1．栄養・食生活．目標値のまとめ」『健康日本21』，2000.［http://www.kenkounippon21.gr.jp/index.html］（Access Date：2014/06/18）
14. 厚生労働省『平成24年 国民健康・栄養調査結果の概要』厚生労働省，2012.
15. 国立社会保障・人口問題研究所『第14回出生動向基本調査』厚生労働省，2014.
16. 厚生労働省『平成24年賃金構造基本統計調査　(3)学歴別にみた賃金』厚生労働省，2012.
17. 株式会社インテリジェンス『国内・海外全160校 出身大学別 年収ランキング』［http://doda.jp/careercompass/ranking/daigaku_nenshu.html］（Acess Date：2014/08/22）
18. 加藤まどか『拒食と過食の社会学：交差する現代社会の規範』東京：岩波書店，2004.
19. 浅野千恵『女はなぜやせようとするのか：摂食障害とジェンダー』勁草書房：東京，1996.
20. Becker, Anne E. “Television, disordered eating, and young women in Fiji：negotiating body image and identity during rapid social change”. *Culture, Medicine and Psychiatry*, 2004；28：533–559.
21. Critchell, Samantha. *Vogue bans too-skinny models from its pages*. Yahoo News, 2012/05/04.［http://news.yahoo.com/vogue-bans-too-skinny-models-pages-204948851.html］（Access Date：2013/11/13）

▪第２部冒頭＆第６章

1．西園マーハ文「摂食障害に対する早期介入の現状と今後の課題（特集 精神疾患に対する早期介入の現状と将来）」『精神医学』2008；50(3)：273–279.
2．Vandereycken, Walter and Van Deth, Ron. *From fasting saints to anorexic girls：the history of self-starvation*. New York：New York University Press, 1994.
3．鈴木裕也『拒食、過食のながいトンネルをぬけて』東京：女子栄養大学出版部，1997.
4．大河原昌夫『家族への希望と哀しみ―摂食障害とアルコール依存症の経験』東京：思想の科学社，2004.
5．鈴木眞理『摂食障害（Primary care note)』東京：日本医事新報社，2008.
6．新村出（編）『広辞苑第６版』岩波書店：東京，2008.
7．南山堂『南山堂医学大辞典第19版』東京：南山堂，2009.

8. Gordon, Richard. *Eating Disorders : Anatomy of a Social Epidemic*. Massachusettes : Wiley-Blackwell, 2000.
9. Vandereycken, Walter. "History of Anorexia Nervosa and Bulimia Nervosa" in *Eating disorders and obesity : A Comprehensive handbook*. Christopher G. Fairburn and Kelly D. Brownell, Eds. New York : Guilford Press, 2002, p.151-154.
10. Janet, Pierre. *The Major Symptoms of Hysteria : Fifteen Lectures Given in the Medical School of Harvard University*. New York;London : Macmillan, 1907.
11. Brumberg, Joan Jacobs. *Fasting Girls : The History of Anorexia Nervosa*. New York : Vintagebooks, 1988.
12. Bruch, Hilde.『思春期やせ症の謎—ゴールデンケージ』岡部祥平，溝口純二（訳）東京：星和書店，1979.
13. Bruch, Hilde. *Eating disorders : obesity, anorexia nervosa, and the person within*. New York : Basic Books, 1973.
14. Minuchin, Salvador, Rosman, Bernice L., and Baker, Lester. *Psychosomatic families : anorexia nervosa in context*. Cambridge : Harvard University Press, 1978.
15. Selvini-Palazzoli, Mara *Self-Starvation : From Individual to Family Therapy in the Treatment of Anorexia Nervosa*. London : Jason Aronson, 1977.
16. 下坂幸三「青春期やせ症（神経性無食欲症）の精神医学的研究」『精神神経学雑誌』1961；63(11)：1041-1082.
17. 下坂幸三『アノレクシア・ネルヴォーザ論考』東京：金剛出版，1988.
18. 下坂幸三「現代女性の位置と摂食障害」『精神医学』1989；31(6)：593-602.
19. 下坂幸三「概説」『岩波講座：精神の科学〈5〉食／性／精神』東京：金剛出版，1983，p.1-68.
20. 馬場謙一「過食症の発症機制と治療II」『精神科治療学』1993；8(4)：381-388.
21. 小林隆児，牛島定信「前思春期発達をめぐる母親の葛藤—摂食障害の家族療法を通じて」『家族療法研究』1989；6(1)：11-18.
22. 小倉清「思春期やせ症—重症例の治療をめぐって」『精神医学』1985；27(12)：1343-1352.
23. 岡本百合，村岡満太郎，岡本泰昌「出産・育児を経験した後に発症した摂食障害」『精神医学』2001；43(9)：973-978.
24. 小野瀬健人『「食べない心」と「吐く心」：摂食障害から立ち直る女性たち』東京：主婦と生活社，2003.
25. 山田純，秋山実砂「摂食障害を主症状とするボーダーラインの母子合同面接と家族療法について」『家族療法研究』1988；5(1)：11-21.
26. 山岡昌之『拒食と過食は治せる』東京：講談社，1997.
27. 安岡誉「神経症無食欲症の病前性格と治癒像」『児童青年精神医学とその近接領域』1984；26(2)：111-115.
28. 斎藤学『嗜癖行動と家族：過食症・アルコール依存症からの回復』東京：有斐閣，1984.

29. 斎藤学『生きるのが怖い少女たち』東京：光文社，1993.
30. 信田さよ子『愛しすぎる家族が壊れるとき』東京：岩波書店，2003.
31. 信田さよ子『愛情という名の支配―家族を縛る共依存』東京：海竜社，1998.
32. 笠原敏彦「過食症の発症機制と治療Ⅰ」『精神科治療学』1993；8：265-272.
33. 水島広子『「やせ願望」の精神病理：摂食障害からのメッセージ』東京：PHP研究所，2001.
34. 加藤まどか「家族要因説の広がりを問う：拒食症・過食症を手がかりとして」『分析・現代社会：制度/身体/物語』太田省一（編）東京：八千代出版，1997, p.119-154.
35. 中村英世『摂食障害の語り：〈回復〉の臨床社会学』東京：新曜社，2011.
36. 切池信夫『摂食障害―食べない、食べられない、食べたら止まらない』東京：医学書院，2009.
37. Dare, Christopher and Eisler, Ivan. “Family Therapy and Eating Disorders” in *Eating Disorders and Obesity*. Christopher G. Fairburn and Kelly D. Brownell, Eds. New York：Guilford Press, 2002, p.215-220.
38. 生野照子「摂食障害と自助グループ」『こころの科学』2003；112：88-93.
39. 生野照子「摂食障害と包括的支援」『保険の科学』2002；44(8)：615-619.
40. 西園マーハ文「摂食障害と家族（特集1　家族について研究する―精神障害と家族)」『精神科』2005；7(2)：116-119.
41. 西園文『生活しながら治す摂食障害』東京：女子栄養大学出版部，2004.
42. 鈴木眞理『摂食障害（Primary care note)』東京：日本医事新報社，2008.
43. 井原成男『食と身体の臨床心理学：摂食障害の発達心理学』東京：山王出版，2006.
44. 生島浩「摂食障害と家族のあいだ」『摂食障害』野上芳美（編）東京：日本評論社，1998.
45. 松林直『摂食障害を治療する：「ランチセッション」の活用』東京：金剛出版，1999.
46. 切池信夫『みんなで学ぶ過食と拒食とダイエット：1000万人の摂食障害入門』東京：星和書店，2001.
47. 一條智康「家族への介入の現状」『チーム医療としての摂食障害診療―新たな連携を求めて』末松弘之,渡邉直樹（編）東京：診断と治療社，2009，p.45-52.
48. 鈴木健二「他の嗜癖（アディクション）を伴う摂食障害の事例」『チーム医療としての摂食障害診療―新たな連携を求めて』末松弘之,渡邉直樹（編）東京：診断と治療社，2009.
49. Cooper, Peter J., 生野照子,西園文『過食症からの脱出：自分で治す実践ガイド』東京：女子栄養大学出版部，1997.
50. Wilson, G. Terence, Christopher G. Fairburn, and W. Stewart Agras.「Bulimia Nervosaの認知行動療法」『摂食障害治療ハンドブック』Paul E. Garfinkel（編），小牧現（監訳）東京：金剛出版，2004，p.73-98.
51. 西園マーハ文「現代型摂食障害の病理と治療理論の変遷：「流行」のはじまりから30年の実態」『慶應醫學』2007；84(3)：157-163.

52. 武田綾「摂食障害者のサポートグループ」『日本心療内科学会誌』2007；11(4)：245-249.
53. 野添新一「行動療法」『チーム医療としての摂食障害診療—新たな連携を求めて』末松弘之，渡邉直樹（編）東京：診断と治療社，2009，p.148-151.
54. 渡邉美樹「栄養士の視点から見た摂食障害の現状」『チーム医療としての摂食障害診療—新たな連携を求めて』末松弘之，渡邉直樹（編）東京：診断と治療社，2009，p.73-79.
55. 粕谷なち，草薙和美『「やせたい」に隠された心：摂食障害から回復するための13章』東京：新宿書房，2004.
56. 野村佳絵子『摂食障害からの回復：自助グループ活動についての臨床社会学的考察』京都：龍谷大学大学院社会学研究科，2007.
57. 村田いづ実「ピアサポートは公共サービスになり得るか 〜摂食障害の孤立化と長期化を解決する持続可能な方策の1案として」『第18回日本摂食障害学会・学術集会』大阪国際会議場，2014.
58. Bulik, Cynthia M. “Eating disorders：Integrating nature and nurture through the study of twins” in *Eating Disorders and Cultures in Transition*. East Sussex：Brunner-Routeledge and Taylor and Francis Inc, 2001, p.66-85.
59. Hsu, George. “The Treatment of Anorexia Nervosa”. *The American Journal of Psychiatry*, 1986；26(5)：391-398.
60. 小牧元「飽食の時代の飢餓—身体回復からみた摂食障害へのアプローチ」『こころの科学』2001；97(5)：2-7.
61. 村上伸治「拒食と過食の治療—身体に注目して」『こころの科学』2003；112：28-34.
62. Gati, A., et al. “Leptin and glucose metabolism in eating disorders”. *Psychiatria Hungarica：A Magyar Pszichiatriai Tarsasag tudomanyos folyoirata*, 2007；22(2)：163-169.
63. Quinton, N. D., et al. “Single nucleotide polymorphisms in the leptin receptor gene：studies in anorexia nervosa”. *Psychiatric genetics*, 2004；14(4)：191-194.
64. Campfield, L. A. “Leptin and Body Weight Regulation” in *Eating disorders and obesity：A Comprehensive handbook*. Christopher G. Fairburn and Kelly D. Brownell, Eds. New York：Guilford Press, 2002, p.32-36.
65. Janas-Kozik, M., et al. “Total ghrelin plasma level in patients with the restrictive type of anorexia nervosa”. *Regulatory peptides*, 2007；140(1-2)：43-46.
66. Monteleone, P., et al. “Ghrelin and leptin responses to food ingestion in bulimia nervosa：implications for binge-eating and compensatory behaviors”. *Psychological medicine*, 2003；33(8)：1387-1394.
67. Kojima, S., et al. “Altered ghrelin and peptide YY responses to meals in bulimia nervosa”. *Clinical endocrinology*, 2005；62(1)：74-78.
68. Bailer, U. F., et al. “Serotonin transporter binding after recovery from eating

disorders". *Psychopharmacology*, 2007 ; 195(3) : 315-324.
69. Kaye W. H,et al. "Serotonin alterations in anorexia and bulimia nervosa, New insights from imaging studies". *Physiolgy & Behavior*, 2005 ; 85 : 73-81
70. Bailer, U. F., et al. "Altered brain serotonin 5-HT1A receptor binding after recovery from anorexia nervosa measured by positron emission tomography and [carbonyl11C] WAY-100635". *Archives of General Psychiatry*, 2005 ; 62 (9) : 1032-1041.
71. Ribases, M., et al. "Contribution of the serotoninergic system to anxious and depressive traits that may be partially responsible for the phenotypical variability of bulimia nervosa". *Journal of psychiatric research*, 2008 ; 42(1) : 50-57.
72. Hinney, Anke, et al. "Genetic risk factors in eating disorders". *American journal of pharmacogenomics : genomics-related research in drug development and clinical practice*, 2004 ; 4 (4) : 209-223.
73. Strober, Michael and Cynthia Bulik. "Genetic Epidemiology of Eating Disorders" in *Eating Disorders and Obesity*. C. G. Fairburn and K. D. Brownell, Ed. New York : Guilford Press, 2002, p.238-242.
74. McElroy, S. L., et al. "Correlates of overweight and obesity in 644 patients with bipolar disorder". *The Journal of clinical psychiatry*, 2002 ; 63(3) : 207-213.
75. Perugi, G., et al. "Bulimia nervosa in atypical depression : the mediating role of cyclothymic temperament". *Journal of Affective Disorders*, 2006 ; 92(1) : 91-97.
76. Lunde, A. V., et al. "The relationship of bulimia and anorexia nervosa with bipolar disorder and its temperamental foundations". *Journal of Affective Disorders*, 2009 ; 115(3) : 309-314.
77. Corcos, Maurice, et al. "Alexithymia and depression in eating disorders". *Psychiatry research*, 2000 ; 93(3) : 263-266.
78. 永田利彦「児童・青年期の精神疾患—青年期」『標準精神医学　第４版』野村総一郎，樋口輝彦，尾崎紀夫（編）東京：医学書院，2009，p.330-338.
79. Herzog, D. B., et al. "The prevalence of personality disorders in 210 women with eating disorders". *The Journal of clinical psychiatry*, 1992 ; 53(5) : 147-152.
80. Serpell, Lucy, et al. "Anorexia nervosa : obsessive-compulsive disorder, obsessive-compulsive personality disorder, or neither?". *Clinical psychology review*, 2002 ; 22(5) : 647-669.
81. Godt, Kristine. "Personality disorders in 545 patients with eating disorders". *European eating disorders review*, 2008 ; 16(2) : 94-99.
82. Bulik, Cynthia M. "Anxiety,Depression, and Eating Disorders" in *Eating disorders and Obesity : a comprehensive handbook*. D. Burrows Graham, J. V. Beumont Pierre, and C. Casper Regina, Eds. New York : Guilford Press, 2002,

p.193–198.
83. 水島広子「対人関係療法」『摂食障害』切池信夫（編）大阪：最新医学社，2007, p.133–139.
84. 水島広子『拒食症・過食症を対人関係療法で治す』東京：紀伊国屋書店，2007.
85. 中川彰子，中谷江利子「拒食と過食の行動療法—体重にこだわった治療継続の必要性について（特別企画 拒食と過食）」『こころの科学』2003(112)：41–46.
86. 深町建『摂食異常症の治療』東京：金剛出版，1987.
87. 深町建『続・摂食異常症の治療』東京：金剛出版，1989.
88. 坂野雄二『認知行動療法』東京：日本評論社，1995.
89. Beck, Aaron T.『認知療法：精神療法の新しい発展』大野裕（訳）東京：岩崎学術出版社，1990.
90. Curwen, Berni.『認知行動療法入門：短期療法の観点から』下山晴彦（監訳）東京：金剛出版，2004.
91. Fairburn, Christopher G. *Cognitive Behavior Therapy and Eating Disorders*. New York：Guilford Press, 2008.

▪第７章

1. 水島広子「対人関係療法」『摂食障害』切池信夫（編）大阪：最新医学社，2007, p.133–139.
2. Bulik, Cynthia M. “Eating disorders：Integrating nature and nurture through the study of twins” in *Eating Disorders and Cultures in Transition*. East Sussex：Brunner–Routeledge and Taylor and Francis Inc, 2001, p.66–85.
3. Taylor, Graeme J., R. Michael Bagby, and James A. Parker.『アレキシサイミア：感情制御の障害と精神・身体疾患』福西勇夫（監訳）秋本倫子（訳）東京：星和書店，1998.
4. Taylor, G. J., et al. “Relationships between alexithymia and psychological characteristics associated with eating disorders”. *Journal of Psychosomatic Research*, 1996；41(6)：561–568.
5. Laquatra, Theresa A. and James R. Clopton. “Characteristics of alexithymia and eating disorders in college women”. *Addictive Behaviors*, 1994；19(4)：373–380.
6. Corcos, M., et al. “Alexithymia and depression in eating disorders”. *Psychiatry research*, 2000；93(3)：263–266.
7. Bydlowski, S., et al. “Emotion–processing deficits in eating disorders”. *The International Journal of Eating Disorders*, 2005；37(4)：321–329.
8. 可知悠子, et al.「摂食障害患者におけるアレキシサイミアの特徴」『心身医学』2006；46(3)：215–222.
9. Ryle, Gilbert.『心の概念』坂本百大、宮下治子（訳）東京：みすず書房，1987 [1949].
10. Chalmers, David.『意識する心：脳と精神の根本理論を求めて』林一（訳）東京：

白揚社，2001.

▪第９章

1．Foucault, Michel.『監獄の誕生：監視と処罰』田村俶（訳）東京：新潮社，1977.
2．Merleau-Ponty, Maurice.『知覚の現象学 1』竹内芳郎，小木貞孝（訳）東京：みすず書房，1967.

▪第11章

1．Frank, Arthur.『傷ついた物語の語り手：身体・病い・倫理』鈴木智之（訳）東京：ゆみる出版，2002.
2．Good, Byron.『医療・合理性・経験：バイロン・グッドの医療人類学講義』下地明友，江口重幸，三脇康生，五木田紳，大月康義（訳）東京：誠信書房，2001.
3．Kleinman, Arthur.『病いの語り：慢性の病いをめぐる臨床人類学』五木田紳，江口重幸，上野豪志（訳）東京：誠信書房，2009.
4．Bruner, Jerome S.『可能世界の心理』田中 一彦（訳）東京：みすず書房，1998.
5．Parsons, Talcott.『社会体系論』佐藤勉（訳）東京：青木書店，1974.
6．鈴木眞理『摂食障害（Primary care note）』東京：日本医事新報社，2008.
7．Isono, Maho. *Thinness in Asia：Eating Disorders in Singapore as see through Anthropological Eyes*, in *Department of Anthropology*. Corvallis：Oregon State University], 2003.（Master's Thesis）
8．Ung, E. K., Lee, S., and Kua, E. H. "Anorexia nervosa and bulimia – a Singapore perspective". *Singapore Medical Journal*, 1997；38(8)：332–335.
9．Lee, H. Y., et al. "Anorexia nervosa in Singapore：an eight-year retrospective study". *Singapore Medical Journal*, 2005；46(6)：275–281.
10．Wang, M. C., et al. "Preference for thinness in Singapore – a newly industrialised society". *Singapore Medical Journal*, 1999；40(8)：502–507.
11．Ho, T. F., et al. "Prevalence and profile of females at risk of eating disorders in Singapore". *Singapore Medical Journal*, 2006；47(6)：499–503.
12．Kok, L. P. and Tian, C. S. "Susceptibility of Singapore Chinese schoolgirls to anorexia nervosa – part Ⅱ.（family factors）". *Singapore Medical Journal*, 1994；35(6)：609–612.
13．Minuchin, Salvador. *Psychosomatic families：anorexia nervosa in context* Bernice L. Rosman and Lester Baker, Eds. Cambridge：Harvard University Press, 1978.
14．Ung, E. K. "Eating Disorders：An Asian Perspective". *Medical Progress*, 2000：31–37.
15．Shiue, L. "Cultural factors in eating disorders：a perspective from Singapore". *Medicine and health, Rhode Island*, 1997；80(7)：226–228.
16．Soh, N., et al. "Eating disorders across two cultures：does the expression of

psychological control vary?". *The Australian and New Zealand Journal of Psychiatry*, 2007 ; 41(4) : 351-358.
17. Toh, Cheong Mui. "School based intervention has reduced obesity in Singapore". *British Medical Journal*, 2002 ; 324 : 427.
18. Isono, Maho, Patti Watkins, and Lee Ee Lian. "Bon Bon Fatty Girl" in *The Fat Studies Reader*. Solovay Sondra and Rothblum Esther, Eds. New York : New York University Press, 2009, p.127-139.
19. Davie, Sandra. *School link to eating disorders possible : Study finds that a third of at -risk girls had been on Trim and Fit programme*. Singapore : The Straight Times, A1, 2005/05/20
20. Peng, Ho. *TAF students not at higher risk of anorexia*. Singapore : Ministry of Education, 2005.
21. 落合恵美子『21世紀家族へ：家族の戦後体制の見かた・超えかた』東京：有斐閣, 2004.
22. 久徳重盛『母原病・正』東京：教育研究社, 1979.
23. 厚生労働省『厚生白書（平成10年版）』厚生労働省, 1998.
24. 井上輝子, 上野千鶴子, 江原由美子『日本のフェミニズム〈5〉：母性』東京：岩波書店, 1995.
25. Tamney, Joseph. *The Struggle Over Singapore's Soul : Western Modernization and Asian Culture*. Berlin : Walter de Gruyter, 1996.
26. Davidson, Gillian. "The Gender Inequality of Planning in Singapore" in *Gender Planning and Human Rights*. Fenster Tobi, Ed. New York : Routledge, 1999, p.74-92.
27. 瀬地山角『東アジアの家父長制：ジェンダーの比較社会学』東京：勁草書房, 1996.
28. Hacking, Ian. "The looping effect of human kinds" in *Causal Cognition : a multidisciplinary debate*. Dan Sperber,David Premack, Ann James Premack, Eds Oxford : Clarendon Press, 1994, p.351-394.
29. 切池信夫『摂食障害—食べない、食べられない、食べたら止まらない』東京：医学書院, 2009.
30. 生野照子「心療内科の立場から」『摂食障害の最新治療』鍋田恭孝（編）東京：金剛出版, 2013, p.67-84.

▪ 第12章

1. Schutz, Alfred.『現象学的社会学の応用』桜井厚（編）東京：御茶の水書房, 1997.
2. Csikszentmihalyi, Mihaly.『楽しみの社会学』今村浩明（訳）東京：新思索社, 2000.

■第13章

1．Harvey, David.『ポストモダニティの条件』吉原直樹（監訳）東京：青木書店, 2002.
2．Durkheim, Emile.『宗教生活の原初形態』古野清人（訳）東京：岩波書店, 1975.
3．原田信夫『江戸の食生活』東京：岩波書店, 2009.
4．Fernandez-Armesto, Felipe.『食べる人類誌：火の発見からファーストフードの蔓延まで』小田切勝子（編）東京：早川書房, 2003.
5．藤山正二郎「イニシエーションとしての思春期の病：〈思春期やせ症〉の事例から」『病むことの文化—医療人類学のフロンティア』波平恵美子（編）東京：海鳴社, 1990, p.210-234.
6．高崎正秀「民俗の展望—ハレとケの循環」『日本民族学の視点〈１〉：ハレ（晴）の生活』高崎正秀, 池田弥三郎, 牧田茂（編）東京：日本書籍, 1976, p.2-6.
7．Goffman, Erving. *Stigma：Notes on the Management of Spoiled Identity*. Harmondsworth：Penguin Books, 1968.

■終　章

1．Richards, Audrey Isabel. *Hunger and work in a savage tribe：a functional study of nutrition among the southern Bantu*. Glencoe：Free Press, 1948.
2．Searle, John R.『マインド：心の哲学』山本貴光, 吉川浩満（編）東京：朝日出版社, 2006.
3．西江雅之『「食」の課外授業』東京：平凡社, 2005.
4．Bourdieu, Pierre.『実践感覚１』今村仁司, 港道隆（編）東京：みすず書房, 1988.
5．Bourdieu, Pierre.『ピエール・ブルデュー：1930-2002』加藤晴久（編）東京：藤原書店, 2002.
6．Giddens, Anthony.『モダニティと自己アイデンティティ：後期近代における自己と社会』秋吉美都, 安藤太郎, 筒井淳也（訳）東京：ハーベスト社, 2005.
7．Geertz, Clifford.『文化の解釈学１』吉田禎吾, 中牧弘允, 柳川啓一, 板橋作美（訳）東京：岩波現代新書, 1987
8．Albers, Susan.『食も心もマインドフルに—食べ物との素敵な関係を楽しむために』上原徹、佐藤美奈子（訳）東京：星和書店, 2005.